医门探案

黄英男　胡必杰

感染科的故事

U0237364

人民卫生出版社·北京·

图书在版编目（CIP）数据

医界探案：感染病科的故事 / 黄英男，胡必杰著
. 一北京：人民卫生出版社，2022.8 （2023.5 重印）
ISBN 978-7-117-33298-9

Ⅰ. ①医… Ⅱ. ①黄…②胡… Ⅲ. ①感染 – 疾病 –
诊疗 – 病案 Ⅳ. ①R4

中国版本图书馆 CIP 数据核字（2022）第 110335 号

医界探案——感染病科的故事
Yijie Tan'an ——Ganranbingke de Gushi

著　　者　黄英男　胡必杰
出版发行　人民卫生出版社（中继线 010-59780011）
地　　址　北京市朝阳区潘家园南里 19 号
邮　　编　100021
印　　刷　北京顶佳世纪印刷有限公司
经　　销　新华书店
开　　本　710×1000　1/16　　印张：20
字　　数　253 千字
版　　次　2022 年 8 月第 1 版
印　　次　2023 年 5 月第 4 次印刷
标准书号　ISBN 978-7-117-33298-9
定　　价　59.00 元

E – mail　pmph @ pmph.com
购书热线　010-59787592　010-59787584　010-65264830

打击盗版举报电话　010-59787491　　E-mail　WQ @ pmph.com
质量问题联系电话 010-59787234　　E-mail　zhiliang @ pmph.com
数字融合服务电话 4001118166　　　E-mail　zengzhi @ pmph.com

序 一

樊 嘉

复旦大学附属中山医院院长

中国科学院院士

感染性疾病是古老而历久弥新的疾病。在现代社会以前，伤寒、疟疾、鼠疫、结核病等传染病的每一次爆发都会导致社会人口的明显减少，而在科技发达的现代社会，感染性疾病仍是严重影响人类平均寿命的重要因素。即使是在社会高度发展的今天，人类在新冠病毒面前，仍常常显得十分脆弱。

2015 年，中山医院响应国家号召，开设了以收治细菌真菌感染为主要疾病的独立的感染病科住院病房。成立至今，中山医院感染病科已组建了一支以疑难复杂感染诊治为特色的团队，做到了如国际上对感染病科的定义和解读："从日益严峻的耐药性挑战到新发传染病，感染科医生走在众多医学热点问题的最前沿，这一充满活力、快速演变的学科为那些愿意帮助他人解决问题、扮演'医学侦探'的医生们提供着激动人心的事业"。

这支团队在临床工作之余，积极借助新媒体发展，开辟微信传媒新阵地，将临床工作当中的有代表性、趣味性及警示作用的案例以故事的形式改编，向公众发出"中山感染团队之声"，赢得了广泛好评，也为很多求医无门的患者提供了新方向。

"循证医学和叙事医学共同搭起临床医学的框架"作为医学领域的新兴学科，近年来，叙事医学越来越受到临床医学工作者，医学人文研究人员以及相关领域的专家重视。今天欣喜读到胡必杰教授带领的团队将其中精彩案例编写成《医界探案——感染病科的故事》一书，还原了临床医生诊治疾病时的真实场景。文字叙述通俗易懂，既有新颖的类比，又有幽默的叙事；故事背景真实接地气，既有所处各异的生活环境，又有每个人物言语之下的隐藏心思；故事结构缜密完善，既有草蛇灰线的伏笔，又有层层递进的矛盾冲突；人物形象饱满立体，患者不只是一个个临床指标的集合，更是一个个有血有肉的活生生的人，医生也不只是藏在口罩和白大衣之后的冰冷权威，更有悲悯的关切和客观的判断，肩负对疾病的责任和对内心的洞察；患者不仅有显性的疾病，更有内心深处的心结，医生为病人提供的也不再只是药物和手术，更有心理的支持和人文的关怀。在每例故事后附有相关案例和医生提示，为读者总结该类疾病的共性，科普防治该类疾病的重点知识和国际公认的最新观点。本书集合了探案的神秘性、故事的趣味性、就医的技巧性、疾病的知识性和防病的科学性。

感染性疾病的成功诊治，需要医生掌握综合的医学功底和严谨的临床思维，也需要患者了解和把握及时正确的就医途径，与医生密切配合。在国家高度重视和人民群众的迫切需求之际，希望通过本书精选案例的叙述，医生和患者都能对感染性疾病有更丰富的感性认知和理性思考。

序 二

葛均波

复旦大学附属中山医院心内科主任

上海市心血管病研究所所长

中国科学院院士

感染性疾病范围甚广，所涉及病原体众多，是一门复杂的科学。在以往，感染病科以传染病诊治为工作重点。近十多年来，随着人们生活水平的提高，疾病预防的意识和行为的改变，疫苗的广泛应用，肝炎等经典传染病的发病率已经显著下降；与此同时，随着人口老龄化越发显著，抗菌药物广泛应用，免疫受损宿主的积累，新的生活方式和新的医疗操作相关的感染不断增多，疑难复杂难治感染的比例也显著增加。

临床思维是疾病诊断的基石。临床诊断和侦察破案一样，都是通过广泛全面收集资料、综合分析、逻辑推理、假设和初步判断，并借助技术手段和现场实践，最终加以证实。今天，《医界探案——感染病科的故事》一书的出版便反映出感染病科工作的这一特性。

从学术方面来说，本书展示了感染性疾病的多样性和复杂性，丰富和充实了人们对感染性疾病的认知。病原学诊断是诊治流程的首要环节。不同于很多临床医生的习惯于经验性治疗、不见效果便频繁换药，本书案例通过详细问诊和体格检查，发现病原学的初步线索，经过丰富的检测手段加以验证，最终采用针对性治疗彻底解决问题。从这一点来说，本书可对临床同仁们启发良多。

从所选案例来说，本书内容贴近生活，故事主人公从木匠到摊贩，从务农到买菜，从吃饭到喝牛奶，从"催生"到"鸡娃"，从减肥到医学美容，从团建到旅游……跟随主人公从生活小事中发生、发现和预防疾病的故事，读者可从中找到身边人或自己的投影，阅读发病—诊断—治疗的过程，也是对自己积极预防疾病、正确途径诊治疾病加深认识的过程。

从人文方面来说，本书使用群众喜闻乐见的故事形式，叙述一个个疑难复杂的感染病例。标题有吸引力，情节层层递进；脉络清晰，文笔流畅；行文轻松不失严谨，用语幽默务求贴切；不光有患者视角的朴素的心情波动和市井的生活智慧，更有医者出自专业角度的思考和普通人角度的各种情绪反应。"文似看山不喜平"，本书很好地做到了这一点，相信读者在阅读当中也能体会到这种引人入胜的欲罢不能。

医学是有温度的，医生、患者都是有感情的，医院是没有硝烟的战场，是医患并肩作战、与病魔斗争的战场，但不是医患冲突的战场。医疗需要畅达沟通，根据与业内同行以及患者的沟通反馈来积极调整，在价值传递中成就彼此。现代医学需要注重医学人文精神的提升，弘扬博爱友善的人道主义精神，和谐医患关系，促进医疗发展。一本好书不仅能给人以知识，还能给人以思想上的启迪，愿在此向广大读者推荐本书。

前　言

感染病科？是看什么病的？

当患者有咳嗽咳痰，或是有尿频尿急，他／她大概会直接对号入座，挂一个呼吸科或是泌尿外科的号。到感染病科就诊的患者，十有八九是有其他"业内人士"指路，或是患者自己花力气做了功课的。但是要是问到感染病科具体都看哪些病、什么情况下要看感染病科，不要说患者，就连医生也十有八九说不太清楚。

"大概，是看肝炎的吧？"

"是不是应该是传染病科？"

随着新冠肺炎疫情的肆虐，传染病科的形象已经深入人心。但其实，霍乱、肝炎等经典传染性疾病的发病率已经比数十年前有了显著的下降。

而随着人口老龄化加剧，抗肿瘤治疗患者的累积，抗菌药物和免疫抑制药物的广泛使用以及医学美容、饲养宠物等新生活方式逐渐飞入寻常百姓家，相关的非传染的感染性疾病都在逐渐增多，尤其是疑难复杂感染病的比例显著增加。

与经典的传染病相比，非传染的感染性疾病发病率更高、病原体种类更多，人体几乎所有器官组织都可能受累，所对应的抗感染药物和药物敏感性更是纷繁复杂。2019 年全球十大死亡原因中，感染性疾病占 3 项，其他 7 项中如脑血管病、慢性阻塞性肺病、糖尿病、阿尔茨海默病，感染性疾病依然是导致疾病加重或促成死亡的重要原因。

针对不明原因的发热、淋巴结肿大、肺结节……这些疾病的感染和非感染性病因的鉴别一直困扰着内外科众多医生，尤其不明原因的发热，被称为"内科医生的噩梦"。

在这些千头万绪之下，不光是感染病 / 可疑感染病的患者自己对看哪个科室感到迷茫，各个科室的医生也经常会对"这个病人该归哪个科室管"而头痛。

在病人刚刚来到我们科室的时候，我最常听到的话就是"终于找对地方了"。每次听到这些，我都忍不住感叹，病人在疾病的蹂躏之下，奔波于求医问药却常常找不到正确的方向，不光靡费钱财，徒增焦虑，还会耽搁病情，身心俱疲。

感染性疾病常常病情复杂、头绪繁多，诊治需要多方面的尝试和努力：

首先需要判断感染的来源：有的有明确的来源，比如手指被鱼戳破后红肿，病原体应该来自鱼和相应的咸水 / 淡水；有的有可疑的来源，比如颌面部受肘击后肿胀，病原体可能来自口腔；有的没有明确来源，比如不明原因的发热，需要医生通过严谨的临床思维、有技巧的甚至是"八卦记者"式的问诊、全面而细致的体格检查，再结合发病季节、患者的生活环境和日常习惯，以及既往治疗的反应等来综合判断。

其次需要对病原体的经验性判断：急性还是慢性，高毒力还是低毒力，单一病原体还是多种病原体混合感染，这涉及对疾病的经验性治疗是单药还是联合用药，内科治疗的同时是否需要联合外科治疗，病人有没有生命危险或者重症化风险的初步估计。

还需要对病原体的精确检测：只需要抽血送检还是需要做病灶的活检，传统的微生物涂片＋培养能否检出，是否需要特殊检测比如厌氧条件下的培养、延长时间培养、PCR检测、病原基因检测……送检哪些项目不光是医疗问题，也涉及非医疗的问题：费用大小、患者是否可承受，所需时间长短、病人的病情是否等得起，灵敏度和特异度高低、对诊断的参考意义如何……

更需要对病情的把握和及时修正：诊治过程中的病情反复，是正常的波动还是疾病的加重，是诊断的误判还是治疗反应的延迟，是一元疾病的多重影响还是二元疾病的合并体现？果断还是武断，执着还是固执，去芜存菁还是本末倒置，优柔寡断还是三思而后行，常常是一念之差，结果天差地别。每一个临床决策都像一根杠杆，压上的是医生的能力，撬起的是沉甸甸的责任和生命的重量。

最需要的是医患双方的互相信任和配合。医生确实见过许多生死，但是对每一个生命的敬畏和珍惜从不曾减弱半分。在疾病面前，医患双方是同一个战壕的战友，战斗期间常有诸多无奈、权衡、焦虑、甚至绝望。过程有喜有泪也许并不完美，结局有哭有笑囊括世间参差。每一次这样的战斗，都是对我们双方的考验：考验医生的知识，考验患者的耐力，考验双方彼此依靠的信任，考验我们并肩作战的配合。

掀开面纱，找到源头，去伪存真，精确判断，瞄准靶心，一击命中——这是感染病科医生这个职业的要求，更是千千万万个生命和被病痛折磨的灵魂的真实需求。

中山医院感染病科自开科以来，已经接诊了数以万计来自全国各地乃至世界各地的疑难复杂感染病例。经验性判断、曲折求证和精准出击的日常工作常常堪比探案。我们将临床工作当中一些诊治过程曲折而有趣的真实病例、经临床一线医生改编、以故事形式整理编辑成书，让大家对我们的工作内容和诊治的疾病有一个感性的认识。

本书编写过程中，中山医院感染病科金文婷、姚雨濛、张尧、苏逸、缪青、马玉燕、李冰、王青青、王萌冉、蔡思诗、骆煜、李娜、钱奕亦、刘海霞、武渊主治医师 / 医学博士，袁征和林蕾蕾护士长，医院感染管理科陈翔、史庆丰、林佳冰医师，药剂科陈璋璋副主任药师，微生物实验室周春妹、鲍容、黄声雷、周昭彦、马艳老师等为本书的编写做了大量工作；本书的正文插图全部由微生物实验室的单玉璋老师绘制而成；感染病科潘珏教授和医院感染管理科高晓东副研究员在本书策划、编写、审核过程中给予很多特别有价值的指导和帮助，在此表示衷心的感谢。

黄英男　胡必杰

2022 年 6 月

目　录

Part 1

Part 2

Part 3

Part 4

附录

Part 1

一只脚踩进鬼门关的
"关系户"

下午六点半，我走在回家的路上，心里正在盘算是叫个外卖，还是径直回家下个挂面，这时手机响了。

"糟糕！3床引流液忘记留标本，又要麻烦值班医生了！"在掏出手机的短短5秒钟里，我的内心小剧场似乎已经演完了一场以懊悔为主题的戏。结果一看手机，竟然是一个陌生的号码。

"您好，请问您是哪位？"与此同时，我终于回想起，下午赵医生好像和我说过，他已帮我把3床的标本留好了，并和他管的6床的标本一起送走了。我内心不由得一阵窃喜。

"二毛吗？我是你表舅妈，还记得我不？"

"呃……"我刚刚停止工作的大脑内置搜索引擎，又开始疯狂工作起来。"二毛"这小名，我自己都快忘了。还有，我什么时候有表舅了？

"不记得我了？你小时候我还抱过你呢！你现在是大上海的大医生了吧？啧啧！我刚从你妈那里问到你的电话。你表哥这几天发烧了，过几天会去你那里，你给安排住院吧！"

还没容我说什么，那边的电话就挂断了。

　　晕！我只感觉到莫名的烦躁，立刻打电话给我妈核实情况。她说确实有个只见过两次的远房表亲刚给她打过电话，她拗不过，就说了我的电话号码。"看在人家 30 年前帮过我们的份儿上，你能帮就帮一下吧。他们不太会说话，但是心肠还是挺好的。听说已经发烧好一阵了，看过医生但没看好，不然也不会求到你……"

　　"我问问情况再说吧。"

　　一番辗转，传说中的表哥——大龙住进了我负责的 5 床。

　　在这之前，我在电话里已经和他大致了解了病情：三十出头，平时坐办公室，身体一直不错。一周前受了点凉就发烧了，最高体温有 40.2℃，还发了全身的皮疹。社区医院抽血和拍片都没发现任何异常，吃过两盒"头孢"也没什么效果。这些情况提示，他确实是患了需要来感染病科看的病。而且，我感觉他这病没那么简单，需要住院好好查查。表舅妈还真找对人了。

　　引起不明原因发热的原因有很多，所以需要做多种检查，好在大龙表哥人不错，他都能听得懂、记得住，还理得清，而且从不以"医生亲属"自居。

　　但随着检查结果一项项出来，我仍然没有找到他发热的原因，而他的发热还在继续。

　　"黄医生，我的检查结果怎么样了？"查房的时候，我终于要面对这个灵魂拷问了。他知道我不好意思叫他表哥，所以有外人在的时候他就叫我"黄医生"。

　　"血常规里有晚幼粒细胞，还有异常淋巴细胞，肝转氨酶也有点高，CT 和超声检查还发现了一些深部、浅部的小淋巴结肿大，但是这些都没有指向一个明确的发烧的原因。"看着他充满信任的眼神和烧得通红的脸，我觉得有些惭愧。

"哦哦，我们那里的医生也说我这个很难查的。还需要做什么检查吗？我都会配合的。"他的声音一度有点紧张。但能感觉得出，基因里的质朴和善良是他言语和为人的本色。

"不明原因的发热非常难找原因，这往往是'内科医生的噩梦'。并不是所有的发热都能找到原因的。"虽然这是事实，和所有发热待查患者都必须进行这样的谈话，但面对表哥，我仍感觉到我讲得有点艰难，"不过也不要太担心，CT 的正式报告还没出来。而且，明天主任会来大查房的。"

"好的好的，那就辛苦你们了。"

"5 床，男性，35 岁，受凉后发热 10 天入院。入院查体见全身多发皮疹，右侧腹股沟可及 4 厘米 ×2 厘米肿大淋巴结，血常规有异常淋巴细胞，炎症标记物红细胞沉降率、C 反应蛋白、降钙素原稍高，肝转氨酶稍高，胸腹部 CT 及超声检查见浅表及腹膜后淋巴结轻度肿大，心脏超声未见赘生物。"

"你首先考虑什么诊断？"主任问道。

"患者年轻男性，急性发热，血常规见异型淋巴细胞，伴肝功能损害。我考虑 EB（Epstein-Barr，以下简称 EB）病毒引起的传染性单核细胞增多症的可能性大。"

"还有人有其他想法吗？"

"发热、多发淋巴结肿大、有异型淋巴细胞，热峰表现为稽留热，我觉得淋巴瘤也需要考虑。"

"风湿性疾病也有可能，我觉得要考虑成人斯蒂尔病。"

几个年轻医生七嘴八舌发表意见。

"大家说的都很有道理。但我听下来，似乎没有人汇报他有没有接触史。还有，比如有没有皮肤受损，腹股沟淋巴结是很久以前就肿大了，还是发热了才肿大的，这些内容，有没有仔细问过？走，我们去床边再补问下病史，查查体。"

主任看我们面面相觑，没再追问，算是给我们（尤其是我）解了围。心虚的我赶紧跟了上去。

"这次发烧烧得蛮久啊，发烧之前受凉啦？"

"是啊，以为是感冒，没想到这么久还没好。"

"这次发烧之前有没有出去旅游，或者吃过什么特别的东西？比如不常见的，或者没煮熟的东西？"

"没旅游，吃的都是家里的饭。哦，和同事在外面聚餐过一次，是我们自己烤了猪肉和牛肉，不过都熟的。"

"同事有没有发烧的？"

"我发烧后就请假了。烧得厉害，也就没关注同事的事情。"

"自己烤肉的话，是在野外吗？还是公园里？"

"公司团建活动，其实就是去一个近郊的小山里。我小时候在农村长大，那些小山多得很，应该也不算旅游吧。"大龙笑了笑，有点不好意思。

"遇到什么蚊虫叮咬没？"

"没有，我小时候就经常去那些山上……"

"再好好回忆回忆。"

"哦，对了！那天我穿的中裤，烤肉的时候腿上好像是被叮了一下，我估计也就是蚊子呗。当时手上正忙着活，就挠了两下。后来不痛不痒，也就没当回事。"

我们和主任迅速地交换了下眼神，非常可能就是这个原因引起的发热！

"查个体吧。"

主任没动声色，开始全面查体：全身略微发红的皮疹、右侧腹股沟肿大的淋巴结，这些都和我们的汇报相符合。除此之外，这次发现了一个新的线索：患者腘窝处有一个直径 1.5 厘米左右的焦痂。

"焦痂！应该是被蜱虫叮咬过！"

"以前只在书上见过，第一次看到真的耶！"

大家又七嘴八舌地讨论开了。

主任点了点头："焦痂是蜱虫、恙螨叮咬后留下的特征性痕迹，它们传播的各种不典型病原体，可以引起发热、皮疹、肝功能异常等表现。这些病原体是一般性抗感染药物所不能治愈的，因此我们要排查一下是否由这些虫咬传播的不典型病原体引起的感染。"

虽然大龙在旁边听不太懂，但也听出是找到了线索的意思，一个劲儿地感谢我们。我表面上云淡风轻，可内心里似卸下来一个大包袱，已经高兴得在翻筋斗了。

回到办公室，主任又嘱咐我们说："感染病科以疾病疑难复杂而著称，很多病人都在当地医院诊断治疗过，那些医生也都是经验丰富的医生，他们没治愈的疾病我们一定不能小瞧。问病史是最直接地了解第一手病情的办法，大家要有娱乐小报记者的精神，尽量多挖掘与疾病相关的线索。病人来自五湖四海，对我们所问问题的理解会有所不同，这个时候就要多一些耐心。查体更是要地毯式搜索，不能轻易让线索从眼皮子底下溜走。"

虽然这些道理书上也说过，但这回我们算是真正见识到了。

我们马上给大龙安排抽血，送检立克次体病全套——立克次体病是立克次体、东方体、埃立克体、无形体、新立克次体等病原体引起的疾病，多数与蜱虫或恙螨叮咬相关，其所引起的症状和检查异常也与大龙的相符合。抽完血，我又根据主任的医嘱立刻给大龙用上了这类感染的特效药——米诺环素。我有点期待明天大龙的检查结果和体温变化——说实话，前几天每天晚上我复盘病人的时候都对他的情况很挠头，关键是他还是我的"关系户"。

第二天上午，大龙的体温仍然比较高，我心里又隐隐有点担心。下午还没到量体温的时候，我就先拿了个体温表去找大龙。没想到大龙很高兴地跟我说他正要来找我，说平常这个时候已经开始烧得七荤八素，今天明显感觉没那么严重了。我给他量了量体温，果然只有38.5℃！大龙笑得合不拢嘴，把"三十八度五"这个数字念叨了好几遍，惹得隔壁床新来的低热病人都投来同情的目光。

第三天，大龙的体温最高为37.8℃，皮疹颜色也慢慢变淡了。

第四天，外送的化验报告回来了：恙虫病东方体，IgM（免疫球蛋白M，以下简称IgM）抗体阳性。这下算是病原学确诊了，大龙患得就是恙螨叮咬引起的"恙虫病"！

第五天，大龙已经不发热了，皮疹也退干净了，腹股沟的淋巴结也变小了、不痛了，复查的血常规和肝功能也都正常了。大龙两口子连连说："真没来错地方，你们的药还真灵。"

第六天，我很有成就感地去通知大龙可以出院了，却看到大龙两口子默不作声，气氛凝重。我心里一沉：可别出了什么岔子，我们的处理好像都没问题啊。问了大龙才得知，原来他公司的一个同事老刘那天活动回去后也发烧了，一直烧得厉害。在老家医院看不好，昨天想要到大城市的医院看看，但是已经来不及了，刚告知人已经走了。大龙眼眶里噙满了泪花，既有同病相怜的同情、念念不忘的悲怆，还有劫后余生的后怕。"多亏你们把我救回来！要是老刘也来这里治疗就好了！"这句话，大龙反复说了好几遍。

我跟同事们说了这件事，大家也都陷入了沉默。

几天后，大龙专程从家乡来医院，给我们送来一面锦旗，上面写着"除却君身三重雪，天下谁人配白衣"。虽然大家都连声叫好，但我看着这面猩红洒金的锦旗，不知怎的，心头却浮现出"但愿世间人无病，何妨架上药生尘"的那副对联来。

相关案例

安徽的张老伯家里有一亩三分自留地，年已七旬的他会隔三差五去山上除草施肥。几天前老伯开始发烧，去医院一查，白细胞、血小板都低，还有蛋白尿和尿隐血，吃了"头孢"也没见效。慢慢地，老伯的尿少了，脸也肿了，不要说上山除草，连躺在床上都气喘。再去医院查，医生说他还有肺炎和肺动脉栓塞，心功能也不好。换了一圈的消炎药，烧还是没退。后来他来到感染病科住院，医生发现他左侧大腿内侧有一块焦痂，便再让他仔细回忆。果然，老伯想起自己两周前在山上劳作时确实被虫咬过。医生给张老伯查了立克次体抗体，提示恙虫病东方体抗体阳性。用了特效药多西环素之后，老伯的发热和肺炎症状迅速好转，各项检查指标也很快恢复正常了。

内蒙古的许阿姨一直身体健康，吃嘛嘛香，最近半年来到江西带孙子。一个多月前，许阿姨突然发冷、发抖，继之高烧、四肢肿胀。当地检查发现白细胞等炎症指标高、尿路感染、少许肺炎，但用了各种高级抗菌药都没有好转。到感染病科后，医生发现她双侧肺炎加重、凝血功能异常，但没有其他可疑的引起发热的证据。医生根据经验送检了立克次体抗体，结果提示恙虫病东方体抗体阳性。经过追问病史，许阿姨终于想起来，发病前她带孙子在公园玩时曾被虫叮咬过，当时身上有瘙痒，还发了皮疹，但次日就好转了。许阿姨没在意，这之后就出现下肢、手臂肿胀，随后开始发抖、发烧。医生第一时间给许阿姨用了特效药米诺环素治疗后，她的体温和各项指标都很快好转了。

医生提示

☆　什么是立克次体病

立克次体病是由立克次体、东方体、埃立克体、无形体、新立克次体等病原体引起的一系列疾病，多数与蜱虫或恙螨叮咬相关，可出现发热、焦痂、皮疹、淋巴结肿大等。其中，恙螨叮咬引起的恙虫病的典型焦痂是无痛、无瘙痒的，通常位于皮肤皱褶或与衣服紧密接触的温暖、潮湿部位，如腋窝、腹股沟、腘窝、腰部、耳周等。

☆　日常应注意哪些方面以预防蜱虫或恙螨叮咬

田间作业、野外活动、登山以及在杂草较多的地方散步等时，最好穿长袖、长裤、长袜，裤脚扎入袜子，并尽可能扎紧袖口和腰部衣物，可在皮肤或衣物上喷洒驱虫剂以防蚊虫叮咬。建议回家尽快洗澡，更换干净衣物。

☆　蜱虫或恙螨还会传播哪些疾病

除了会传播立克次体病外，蜱虫或恙螨还会传播人单核细胞埃立克体病、人粒细胞无形体病、莱姆病、发热伴血小板减少综合征（新型布尼亚病毒）、森林脑炎、肾综合征出血热、Q热（由贝纳科克斯体引起的一种人畜共患病，命名来自Query这个单词）、回归热、鼠疫、布鲁氏菌病和巴贝虫病等疾病。

壮小伙拔牙后发烧半年，
只因多了个"心眼"

周二上午上门诊，我一大早就备好了一大杯用来湿润喉咙的热水，还有补充体力的小点心，再武装上压舌板、听诊器、氧饱和度仪，然后深吸一口气，点开了"开诊"。

看了几个比较简单的初诊病人之后，进来了一个提着装满病历资料的拉链袋的何姓年轻患者。一般来说，年轻人的疾病基本是脉络清晰、不太复杂的，病人也对看病不太上心，病史资料齐全的比较少。但是看到小何塞得鼓鼓的沉甸甸的拉链袋，我感觉他应该不是简单的病。

"你有什么不舒服？"

"黄医生，我发烧都烧半年了。其实以前身体还行，就是这半年，隔几个星期就得烧一次。"

我翻了翻他的病历资料，他多次验过血、拍过CT，每次炎症指标都有点高；上周做了CT检查，提示有肺炎。

"用过抗生素吗？效果怎么样？"

"用过用过，'头孢'什么的，用上几天基本就能好，但是这总发烧也不是个事儿。而且最近又肺炎了。"

听同事说他以前发烧总看不好，后来在你们这里才看好的，所以我就来这边看看。"他回答得十分熟练，看得出来已经跑过很多家医院了。

我拿出听诊器给他听诊心肺。小何认真地吸气、呼气，肺部没听到明显的异常；但在听心脏瓣膜区的时候，我在他胸骨左缘能听到心脏收缩期的杂音。

"小伙子，你有先天性心脏病病史吗？"

"先天性？心脏病？没有啊，我从小到大一直好好的啊。"小何很茫然，显然这个问题以前没被其他医生问过。

"你的心脏听诊有明显的杂音，这样，做个心脏超声吧。一来，看看瓣膜结构有没有问题；二来，也许我们能发现你发烧的病因。"

"哦……好吧。"这个处理显然有点出乎他的意料，但他还是同意了。

一大波新病人处理完，按照经验，接下来就是零星来的病人了。我松了口气，刚喝了一口水，还没咽下去，就有电话打进来，是心超室的小伙伴："我这边有个病人是你开的心超，这病人有点严重啊！"

"啊？"我一个猝不及防，被水呛到了，一边回忆今天上午都给谁开过心超，一边咳嗽着回答："怎么……咳咳……了？"

"一个发热的小伙子，姓何的，肺动脉瓣上有个 13 毫米的赘生物，而且这人还有室缺（室间隔缺损）。"

我心里不禁咯噔一下，果然就是猜想的那样！

正常人的心脏是"左右两房两室"的结构：右心房和右心室，左心房和左心室。正常情况下，全身静脉回流的血液先进入右心房再进入右心室，经过肺动脉瓣进入肺动脉，在肺部进行气体交换，排出二氧化碳，注入新鲜的氧气，成为有活力的动脉血；再进入左心房和左心室，经过左心室强有力的心肌收缩，把血液通过动脉供给到全身各处。室间隔是隔开左右心室的"墙壁"，室间隔缺损就相当于墙壁上破了一个洞（一般是先天性的原因，也可

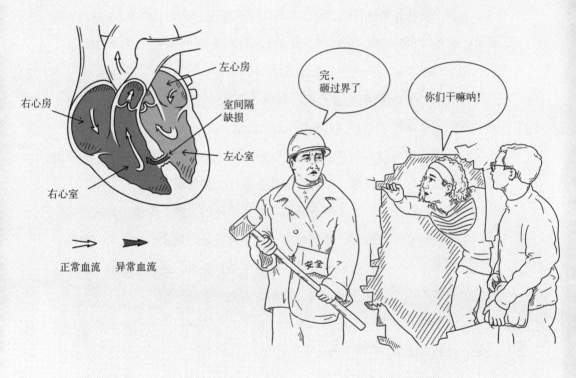

室间隔缺损是常见的先天性心脏缺陷之一，两个
"居室"通过破损的"界壁墙"相通了，内部压
力较高的左心室会有部分血液流入右心室。室间
隔缺损者发生感染性心内膜炎的风险较一般人群
明显升高。

以是急性心肌梗死、心脏外科手术或介入手术的并发症）；由于左心室的压力比右心室大，血液在左心室的高压之下，从左心室经过这个洞射入右心室，进而冲刷到肺动脉瓣，瓣膜受冲击而受损，内层胶原暴露，血小板、纤维蛋白等成分在此聚集，为微生物的入侵创造了条件。

在此基础上，一旦病人血中带有细菌，即使是一过性的、少量的细菌，也更容易在受损伤的瓣膜上安家落户，并且和血液中血小板、纤维蛋白等成分一起形成坚固的"堡垒"——赘生物。赘生物可以保护其内的细菌免受机体免疫系统的清除，同时随着赘生物碎片的脱落，细菌就会释放进入血循环，四处播散开来，可能导致全身多处的细菌感染和栓塞，比如脾梗死、肾梗死、脑梗死、脑脓肿等。心脏成了裹进"细菌"的水泵，每一次泵出的血液都含菌。这就解释了小何的反复发热和肺里的炎症。

小何反复发烧已经快半年了，肺动脉瓣赘生物直径已超过1厘米，这种情况需要马上住院，不容耽搁。之后的进一步完善检查、抗感染治疗、心外科会诊等一个都不能少。我赶紧联系病房，"抢"到了最后一张床，并且在电话里安排了住院后要做的事情。打完电话不到一分钟，一脸既惊吓又疑惑的小何捧着心超报告出现在诊室门口。

"住院吧。"没等小何说话，我抢先塞给他一张住院单："医保卡、住院单，一楼西南角住院登记处办住院，押金五千可以刷卡，通知家属，得有人陪。"

"啊……好的！谢谢！谢谢！"看来小何本来有一肚子话要讲，却不知从何说起。听我已经说出了一串关键词，他愣了一会，之后便忙不迭地点头道谢，直奔住院登记处去了。

看完上午的门诊，我在食堂门口的饭车上买了个盒饭就直奔病房。见到小何的时候，他已经被心电监护的导线"五花大绑"地"固定"在病床上。

一看到我，小何一脸激动："黄医生你可来了，刚刚抽了好多血啊，而且两边胳膊都扎了。"

"对，都是我让抽的。5 个玻璃瓶的血培养和一些塑料管子的血，一个都不能少。"

"还给了我好几个检查单子。你看，胸部 CT 应该是为了复查肺炎的，还要做腹盆腔 CT 和头颅 MRI（磁共振成像，以下简称 MRI），我的肚子里和脑袋里也有问题了吗？"

我把"两房两室"和"脏水泵"的理论给他讲了一遍，小何的脸上，经历了疑惑→惊慌→庆幸→担忧的表情变化。

"你能不能回忆起来，发烧的这半年之前，有没有过受过外伤，或者拔过牙，做过文身、美容操作什么的？"

小何想了一会，突然眼睛一亮："拔牙有的，我有一颗后槽牙经常发炎，大半年前去拔了。"

"拔牙前后有没有吃抗菌药物预防感染？"

"没有啊。当时医生有问过我，要不要开点消炎药，预防感染。但我觉得自己身体一直挺好的，而且是药三分毒嘛，就没要。难道拔牙还会让心脏里发炎？"

"我们的口腔内有丰富的菌群，与机体和谐共处。但在发生严重的牙周炎、拔牙、做口腔手术的时候，由于有黏膜屏障破坏和出血，口腔里的细菌会一过性进入血液。一般情况下，它们是可以被我们的免疫细胞杀灭的。但你有先天性心脏病，多的这个'心眼'并不会让你更聪明，但却能让细菌更容易定植。"

"那我每次吃一点抗菌药物就能退烧，细菌不就被杀死了嘛，怎么还会再发烧？难道细菌能死而复生吗？"

"你说对了一半。药物是可以杀死血液循环里的细菌，但却很难进入瓣膜赘生物里发挥作用。就像外围的机枪火力再怎么强劲，也很难把坚固碉堡核心部位里的敌人都杀死。"

第二天，我查房查到小何的床边，对小何说："有一个好消息和一个坏消息，你想先听哪个？"

"那就先说坏消息吧。"

"昨天上午抽的血已经有了初步培养结果，正是口腔链球菌，我们口腔里的常见菌群。血培养15个小时就报告阳性了，而且是双侧5瓶全部阳性，说明你身体里的细菌载量可不小。"

"那好消息呢？"

"你的CT和MRI我都看过了，不幸中的万幸，除了右肺那块病灶以外，没发现有其他的病灶。"

"哦！谢天谢地！"小何长舒了一口气。

"还没完，按照心脏瓣膜病变的情况，你应该还是需要做个手术，把那个缺损解决掉。不过可能得等炎症消得差不多了才能开刀，届时我们会请心外科医生来会诊，评估一下合适的手术时机。"

"还要开刀啊！把我的心脏打开？"小何说着，有些害怕地往被子里缩了缩。

"没你想象的那么恐怖，关键是不开刀会有后患。心外科医生会和你解释预期的手术过程，你了解了应该就不会害怕了；而且，大概率不会马上拉你去开刀的。你可以先查找一些相关资料，了解一下自己的病情。"

由于小何的血培养还呈阳性，说明血液里的细菌负荷还很高，来会诊的心外科医生认为立即手术安全性欠佳，而且也有植入物相关感染的风险。目前患者情况尚稳定，不需要急诊手术，因此建议先充分抗感染治疗，尽量等血培养转阴、发热好转后再考虑手术治疗。

根据后续回报的药敏结果，我们给小何调整了更加具有针对性的抗感染方案。小何很快就不烧了。经过一个月的规范治疗，小何没有再发烧，化验的炎症标志物有了明显的下降，肺里的炎症也有明显的吸收。这一个月，小何通过上网查资料，对自己的病情、对心脏手术有了更多的认识和了解。为了去掉沾满细菌的瓣膜并换上干净的人工瓣膜，也为了修补多出来的那个"心眼"——室间隔缺损，小何坦然接受了心外科手术。

手术很成功，术后继续抗感染治疗一个月，小何逐渐回归了正常的生活。这期间，每每有同事来探望，问起小何的病因，小何总是一脸纠结地说："说来话长，其实主要是因为我多长了一个'心眼'。"

相关案例

老陈最近不知是怎么了，总是时不时头晕、低热、没力气。有一次加班时头晕得厉害，差点摔倒。在家人的敦促下，他去医院检查，头颅 MRI 显示颅内有一小块占位。这下一家人可慌了，难不成脑子里生了肿瘤？他们辗转来到神经外科就诊，医生看了影像科的 MRI 报告，安抚老陈一家："颅内的病灶首先不考虑肿瘤，但是单纯的梗死灶还是合并感染，很难明确。"由于老陈近期有反复低热，医生建议把感染相关的检查做完再评估。心脏超声检查后，答案终于揭晓：老陈患了感染性心内膜炎，主动脉瓣上的赘生物随着血流漂动，颅内病灶很有可能是赘生物菌栓脱落造成的栓塞。经过规范的抗感染治疗和心外科换瓣手术，老陈最终顺利康复了。

    小林是个大二的学生，最近不知是不是因为课业太紧张、学习太辛苦，总是动不动就感冒、发热，整个人状态也差了很多，还消瘦了不少。小林来到感染病科就诊，医生听说他这几个月来反复发热，建议把胸部 CT、心脏超声、血化验都做一下，希望能找到发热的原因。心脏超声报告当场就出来了：主动脉瓣二叶式畸形合并感染性心内膜炎。由于病情需要，小林住进了感染病科病房，入院时抽的血培养和血病原基因检测都检出了同样的致病菌：缺陷乏养菌。医生说这是一种口腔正常定植菌，由于小林有先天性的主动脉瓣二叶式畸形，这种平时不易致病的细菌就附着在了畸形的主动脉瓣上，引起了感染性心内膜炎。经过抗感染和手术治疗，小林顺利康复出院，回到了校园。

医生提示

☆ **什么是感染性心内膜炎**

    细菌进入血液循环后如果附着于心脏瓣膜，并在瓣膜上生存、繁殖，就会导致感染性心内膜炎。这是一种非常严重的疾病，心脏内局部的感染可能会导致心脏瓣膜穿孔、脱垂、反流，心功能恶化甚至衰竭，危及生命；而心脏外的并发症也同样危险，细菌栓可以随着血液循环全身播散，造成各脏器的栓塞，如颅内、脾、肾、肺等器官的梗死和脓肿。患者可以表现为反复发热，也可有胸闷、气促、活动耐量下降等心功能不全的症状。对于已发生细菌栓栓塞事件的患者，即使尚没有严重的心衰，也可能预后不佳。因此必须积极完善病原学检查、明确致病菌，经过有效的抗感染治疗，选择合适的手术时机和方式，才可能改善预后。

☆　**什么样的情况下容易发生感染性心内膜炎**

　　具有心脏瓣膜基础疾病或免疫功能不全的人群容易发生感染性心内膜炎。前者如先天性心脏病患者、风湿性心脏病患者、心脏瓣膜置换术后患者、既往有感染性心内膜炎病史的患者，后者如糖尿病、肝硬化、肾衰竭患者以及器官移植受者。对于普通人来说，一过性、不严重的菌血症（如皮肤破损，拔牙、严重腹泻、肠道黏膜屏障破坏等情况），往往可以被机体的免疫系统清除，不至于造成非常严重的后果，但对于上述高危人群来说，就有可能进展为感染性心内膜炎。

☆　**高危人群是否需要使用抗菌药物预防感染性心内膜炎**

　　对于以上感染性心内膜炎易感高危人群，如果需要进行拔牙或其他的口腔科有创操作，建议预防性使用阿莫西林或氨苄西林、克林霉素、头孢菌素类等抗菌药物。其他的有创操作如支气管镜、胃肠镜、膀胱镜、喉镜等，均不建议预防性使用抗菌药物。对于感染性心内膜炎的非高危人群，即便进行口腔有创操作，也并不一定需要预防性使用抗菌药物。

肝脏、肺部一起发炎，
原来问题出在"菊部地区"

"快点过来，乒乓球快开打了！今天混双中国对日本！"比赛还没开始，赵妈早已端坐在电视机前，招呼着赵爸。

"快好了。"浴室里隐约传来赵爸的声音，淹没在水声中。

"漂亮！这个球好！老赵你怎么还不来，洗个澡怎么要那么久？"

"来了，这就过来了。"

"哎呦！这个球可惜了！哎，你怎么脸色不太好，不舒服了？"看到赵爸一脸没精神的样子，赵妈迅速用手试了试赵爸的额头："好像有点热。"

"有点没精神，可能刚才洗澡着凉了。"

"我找个体温表去，你看着点比分。"

5分钟后，"38.8℃！老赵你发烧了啊！"

"唔，是有点难受。"

"得，球也别看了，收拾收拾去医院吧！"

出入急诊室的人们行色匆匆。赵妈带着赵爸挂号、看诊、付费、验血，终于在补液室坐定的时候，刚好看到混双比赛刚刚结束，中国队输了。

医生说赵爸是细菌感染，需要注射抗菌药物。看着赵爸有气无力地歪坐在补液室的椅子上，赵妈一阵心疼。输完液，赵爸的精神稍微好了些。夜已深，两人回到家已是身心俱疲。本以为这次发烧就这么结束了，没想到的是，他们的医院之旅才刚刚开始。

两天后，男单1/4决赛，马龙对阵埃及运动员阿萨尔的比赛打得正顺，赵妈看得目不转睛，可赵爸又发烧了。这次烧得比前一次还厉害，体温测出来有40.2℃。眼看水银柱已经快要飙到顶，赵爸裹着被子还在瑟瑟发抖。

赵妈赶紧带着赵爸二进急诊室。这次除了验血，医生还开了CT检查单。做完检查，医生对着电脑眉头紧锁："病人肺里有一点点炎症，主要是肝脏里有好多病变，结合他这个症状和验血结果，估计是肝脓肿了。这次用药得多用几天。"赵妈心头一惊，这么多年，赵爸除了血糖高点，身体一直还不错，怎么这次就肝脓肿了呢？来不及多想，医生已经开了3天输液。付款、拿药、补液室排队，赵妈搀扶着赵爸，二人的身影淹没在急诊室的人流中。

这次输液之后，赵爸的精神却不像第一次恢复得那么好。第二天下午，赵爸突然觉得右边肋下好痛，甚至不敢深呼吸，后来实在忍不住了，让医生给开了止痛药才缓过来一点。赵妈心疼得背过身去直擦眼泪。心里平静了一会之后，赵妈决定最后一天就不输液了，去大医院看病。

三甲医院的急诊室里，患者很多，但是医生看得也快，不一会儿就轮到了赵爸。听说他有发烧和肝脓肿，用了药不但没好反而新发了胸痛，医生赶紧给开了验血、CT和超声的单子。有一个叫"血培养"的项目，赵爸被结结实实抽了五大管血，赵妈看得直眼晕。

做完检查回到诊室，医生看到赵爸的CT片，告诉他们一个坏消息：赵爸之前的肝脓肿还在，肺里的炎症却明显加重了，这就是导致赵爸胸痛的原因。病情来势汹汹，用了药反而加重，赵妈一时六神无主。医生也觉得赵爸的病不简单，便给赵爸让继续输液，同时建议他们去看感染病科门诊："我们医院看这种疑难杂症，非感染病科胡教授莫属，在全国都很有名。"

有了急诊医生的"内部消息"，苦于"烧香找不到庙门"的赵妈内心升起一线希望。打开挂号 App，赵妈进一步确认了这个"内部消息"的准确性：几个平台上胡教授的号都早已被抢夺一空。事已至此，赵妈只能去现场碰碰运气了。

周一中午，还不到开诊的时间，赵妈就已经焦急地等在胡教授诊室门口，她想问问教授能不能给加个号。说实话，她心里一点底都没有——离开诊还有一个小时，门口的几排椅子就已经不够候诊患者坐了，不知道这些挂了号的病人要几点才能看完，人家还能给加号吗？

下午一点半，胡教授准时出现在门口，"胡教授，胡教授，我丈夫发烧，输了液反而还严重了，能不能给加个号？"赵妈把早已组织好的语言连珠炮一样地说给胡教授。胡教授和蔼可亲，同意了她的请求。赵妈喜不自胜，差点落下眼泪来。

候诊区的窗边，两人从正午阳光一直等到万家灯火。这中间，赵爸又去隔壁楼的急诊室输了液，精神好了点就回来继续等。晚上七点半，终于轮到赵爸就诊了。说真的，他们心里真是佩服胡教授这"持久战"的功力。

诊室里，胡教授仔细地询问了赵爸生病前后的情况，也觉得他的病情比较蹊跷，便把他收到了病房治疗。

"男，52 岁，江苏人，反复发热 1 月有余，有 2 型糖尿病，血糖控制不佳；白细胞以及炎症标记物明显升高，肝功能异常；胸部 CT 见两肺多发炎性病灶，2 天后复查病灶进展明显；腹盆 CT 见肝内多发低密度病灶，考虑肝脓肿；心脏超声未见明显异常；急诊的血培养刚刚报阳性，培养时间

14 个小时，全部 5 瓶都是阳性，革兰氏阴性杆菌。"查房时，管床医生简要汇报了病史。

"大家是怎么考虑的？"胡教授问道。

"患者有糖尿病基础，免疫力差，肝脏有脓肿，细菌入血播散到肺里了呗！"管床医生抢答。

"你的意思是肝脓肿是原因咯？这是最常见的考虑，但是这个患者其实有些细节，仔细想想可能没这么简单。大家再思考一下，肝脓肿是原因还是结果？先有鸡还是先有蛋？

"如果肝脓肿是原因，肝脏病灶一般应该以单发为主，或者先有一个比较大的'祖先'病灶，然后再播散形成相对较小的'子孙'病灶，但这个患者肝脓肿是多发的、大小相似的病灶，看起来它们的'年龄'差不多。而且细菌从肝脏入血，再到肺里，一般来说发展得要慢一些。但这个患者在短短 2 天内，肺部病灶就进展如此之快，会不会肝脓肿其实是结果，而血源感染是原因，比如有某个隐匿病灶向血液中释放了很多细菌，细菌随血流播散到肝脏和肺部，引起肝脏多发的、大小相似的脓肿病灶，以及快速进展的肺炎？表面上看来，两种情况的结果差不太多，但是不同原发部位的感染，治疗原则、抗菌药物选择、治疗疗程是不完全相同的，所以探究这个逻辑关系是非常有意义的。

革兰氏阴性杆菌最大的大本营在肠道，这个病人会不会有肠道的病灶，由于某个契机释放了很多革兰氏阴性杆菌，导致了后来的一系列病变？"

胡教授的启发，使大家脑洞大开。

带着这个问题，胡教授带领大家来到患者赵爸床旁，询问患者近期有没有肠道的问题，比如腹痛、腹泻、胃肠道手术的病史。

听到这个问题，赵爸和赵妈两人吃惊地对望了一下，还是赵妈先开了口："你们是打听到什么了吗？他确实做过肠镜，不过是一个月前了。医生说问题不大，所以也没用药。"说完把手机里里存的肠镜报告和病理报告给医生们看。

肠镜报告：肛门口见直径约 2 厘米隆起，似见开口，见脓性分泌物覆盖。考虑肛周脓肿可能。

病理报告：肛门口黏膜显示急慢性炎症。

医生们兴奋地传阅着这份肠镜报告，啧啧称奇：肛周脓肿非常可能就是那个罪恶的"隐秘的角落"。如果无人打扰，它除了引起"菊部地区"不适，也许并不一定会捅什么大娄子，但活检之后，来自肠道的病原体从活检伤口进入血流，就引发了后来的肝脓肿和肺炎。至于为何近一个月后才发病，可能与患者的免疫状态有关，免疫状态差会给血流中的细菌可乘之机，进而大举进攻、犯上作乱。

医生再次给赵爸做了肛周检查，不过此时肛门口和肛管内并未检查出明显的异常，可能是原发病灶经过近些天的抗感染治疗已经痊愈，但是"遗毒"造成的影响——血流感染、肝脓肿、肺炎还远远没有结束。

至此，赵爸的肛周脓肿致血流感染，进而播散导致肝脓肿和肺部感染的诊断基本明确了。赵妈笑话赵爸是"菊花残"导致的"满身伤"。

经过进一步评估，除了肝和肺之外没有发现其他部位播散的证据。医生给赵爸安排了肝脓肿的穿刺，把肝脏深部的脓液引流出来。经过微生物学检验，脓液培养的结果与血液培养的结果相同，都是肺炎克雷伯菌——肠道里常见的革兰氏阴性杆菌，这进一步印证了之前的推测。

经过针对性的治疗，赵爸的体温恢复了正常，肺部和肝脏的病灶都明显缩小了，复查血培养也转阴了。住院 6 天之后，医生准许赵爸可以出院，但还要到就近的医院继续每天一次的输液治疗。

回到阔别多日的家中，正巧赶上万众期待的乒乓球男团决赛。

"反手！"

"防住！"

"上手！"

"漂亮！"

经过艰苦的鏖战，中国男团卫冕冠军，赵爸赵妈击掌欢呼。不知何时，两人的眼中都已含满了泪花。

医生提示

☆　什么是肝脓肿

肝脓肿是指肝实质内单发或多发的脓性物积聚，大多为细菌性脓肿，也有少数是其他病原微生物引起，是消化系统常见的严重疾病。化脓性细菌侵入肝脏，造成局部肝组织炎症、坏死、液化，脓液积聚而形成，从而形成细菌性的肝内化脓性感染。

☆　为何会发生细菌性肝脓肿

糖尿病是肝脓肿的易患因素，其他如免疫力低下者、有肝脏外伤史者、有胆道疾病史者，都容易发生肝脓肿。

☆　得了肝脓肿一般会有什么症状

肝脓肿典型症状是寒战、高热、肝区疼痛和肝肿大，体温常可高达 39～40℃，伴恶心、呕吐、食欲缺乏和周身乏力。肝区钝痛或胀痛多属持续性，有的可伴右肩牵涉痛，右下胸及肝区有叩击痛，肿大的肝有压痛。

☆　肝脓肿如何治疗

　　肝脓肿的治疗包括充分引流和抗菌药物治疗。通常推荐 CT 或超声引导下经皮穿刺肝脓肿引流（置管或不置管）。抗菌药物推荐疗程为 4～6 周。最初 2～3 周可给予静脉抗菌药物，直到患者的全身症状改善和引流完成，余下的疗程可使用口服抗菌药物来完成。具体疗程需根据影像学情况，治疗应持续到脓腔完全或近乎完全消失。

四起四伏，
发烧半年只因一盘菜

"5 号桌醉蟹两份。"

"7 号桌醉虾、醉蟹各两份。"

"外卖订单，醉虾、醉蟹各一份，配送员 5 分钟后到。"

"好，咳咳咳……好的！"帮厨张姐的回答被一阵咳嗽打断，眼泪一下子流了出来。她赶紧转过身去用袖子擦了擦，"有点呛"，她的声音淹没在起锅和翻炒的哗啦声中，显得多余而心虚。

断断续续咳嗽 4 个月，心情也跟着起起伏伏。这已经是张姐第 3 次发作了，这几声咳嗽把她刚捡起来的信心又击碎了。

4 个月前，张姐和女儿小梅说让她相个亲，小梅说不想去。一向总是乐呵呵的张姐突然就发了无名火，高声说了她两句，之后就开始咳嗽，还觉得身上一阵阵冷飕飕的。一量体温，39℃。小梅没再争辩，想着或许是旺季到了后厨的活太忙，妈妈累着了心情不好，就找出退烧药给她吃了两片。第二天张姐没再发烧，就照常去饭店上班了。

然而 1 个多月后，张姐又发烧了，这次体温直接蹿到了 40℃，咳嗽也加重了，爬楼梯还有点喘。退烧药吃了两片又两片，但是只要药劲儿一过，发烧就准时找上门来。

"咱们还是去医院看看吧。"

跟饭店请了假，张姐和老公老沈去了当地的县医院。抽血、拍片之后，医生说张姐左边肺里有炎症，胸腔和心包还有积水，需要住院治疗。但是连续输了几天液之后，张姐的发烧和咳嗽丝毫没有好转的意思，反而胸闷得更厉害了，愁得她整夜整夜睡不着。再去复查拍了胸片，医生发现她的肺炎加重了，积水也增多了，就给她做了穿刺置管引流。看到淡黄色的液体从身体里源源不断地流出来，逐渐充满集液袋，张姐觉得脊梁骨阵阵寒意。

"你这个病很棘手。"县医院呼吸科主任说，"可能是肺炎引起的胸腔积液，但我们换了好几种药，效果都不太好。胸水的微生物检测做了几次都没查到什么。心包也有积液，但我们医院心脏超声检查没发现心脏内部结构有什么问题。市医院心脏科很好，要不你们去那边做个心脏超声吧，看看是不是心脏的问题。"

于是张姐和老沈来到市医院，心脏超声医生一边做一边和她交流："心脏瓣膜上有赘生物，发烧吗？天天40℃啊！那可能是心内膜炎引起的，赶紧去看医生。不能剧烈活动，万一赘生物掉下来可能会引起栓塞、脓肿、坏死的！"

张姐一听，连路都不敢走了，一路上简直是老沈用胳膊夹着回去的。到了县里就直奔医院，医生看到报告也十分重视，赶紧安排住院，又换了高级抗生素。还真别说，虽然药比较贵，每天花费都不下4位数，但换了药之后第三天，张姐就不发烧了。

"市里没白去，钱也没白花！"张姐如释重负。她开始每天白天上班，晚上输液。看到熟悉的灶台，听到喧闹的人声和起锅声，她体会到了一种失而复得、劫后余生的感觉。

但她不知道，事情还远远没结束。

熟悉而踏实的生活只持续了两天，咳嗽又如鬼魅般地缠了上来。回家一量体温，又是 39℃。张姐默默抹着眼泪，失望和焦虑的气氛再一次笼罩了这个往日充满温馨的家庭。

这次，老沈决定带她去上海看。先在网上找了一家三甲医院挂了号，面诊时医生看了报告，也说是感染性心内膜炎和肺炎，收住院治疗了。但没成想，一住进医院，张姐就再也没发烧！医生给她拍了个片子，发现肺炎也基本上好了，心超报告也是"正常"，医生给输了 3 天抗生素就让出院了。

"怪了。"张姐嘀咕着回了家。结果前脚刚踏进家门，后脚体温就又上来了，依然是 40℃，依然是咳嗽不止。张姐全家都要被这个怪病逼疯了。不得已，她再次住进了县医院，用上了之前的高级抗生素，但这次却没有之前那么顺利。这次用药后，张姐出现剧烈的呕吐，连日水米未进，县医院的医生也要崩溃了。该做的检查都做了，该用的药也都用了，但是这病竟一点起色也没有。县医院的主任坦诚地和张姐一家说，这种发热查不出原因的病，是全世界内科医生的噩梦，建议他们再去大医院试一试。

"闺女，你真该谈个男朋友了。"听了医生的谈话，张姐没头没尾地和女儿说了这样一句。

"行，妈，我听你的。"女儿瞬间懂了妈妈的话外音，"咱们先看病，我看了上海一家三甲医院的公众号，他们那边感染病科看不明原因的发烧，还有感染性心内膜炎和肺炎都擅长的。"

感染病科胡教授的诊室外坐满了患者，轮到他们的时候，天已经黑了，不过诊室门口的待诊区仍然一座难求。

"胡教授，我妈发烧好长时间了，还有肺炎，您给看看，片子都带来了。"小梅拎着十几个胶片袋，手勒得通红。

　　胡教授详细查看了张姐的检查报告，又把胶片一一看过并对比。

　　"当地医生的工作已经做得很充分了，发热待查确实是非常棘手的。而且这个发热没有规律，你肺里病灶的位置一直在变化，不像是普通的感染。"

　　"那……是癌症吗？"张姐被吓到了，问出了心中一直害怕面对也不敢细想的问题。

　　"你是做什么工作的？平时喜欢吃生的东西吗？"胡教授并没有直接回答张姐的问题，反而问了她问题。

　　"我妈是饭店帮厨，生醉的虾蟹做得最拿手，我们全家都爱吃。"

　　"你这肯定不是普通的感染，但目前的证据还不支持癌症。先别担心，需要住院再做些检查。"胡教授心里已经有了想法，他在宽慰病人的同时安排了张姐住院后要做的检查。

　　这是张姐的第四次住院了，她也不确定这是不是最后一次住院。但琢磨着胡教授的话，她隐约觉得胡教授对这病心里有数。想到这，她又略略安心。

　　"这个发热、咳嗽的患者，大家觉得像是什么问题？"查房时，胡教授抛出了这个问题。

　　"是不是结核？她一般性的抗感染药物都没效果，要不要试试诊断性抗结核药。"

　　"没准是真菌感染，她片子上有过肺空洞的。"

　　"保不齐是淋巴瘤呢。要是淋巴瘤，什么奇怪的症状都可能。"

　　"合并什么其他问题不知道，但是心内膜炎肯定有，心脏超声都明确提示了。"

　　"反复血培养阴性，针对心内膜炎的经验性用药也不奏效，即使她真有心内膜炎，也肯定不是主要问题。"

大家七嘴八舌讨论起来，谁也说服不了谁。

"我觉得像是寄生虫感染。"胡教授声音一出，大家都静了下来。"发热没有规律，肺部病灶呈游走性，又有生吃虾蟹的饮食习惯，都符合寄生虫感染的特征。"

"但是她外周血嗜酸性粒细胞一直不高，IgE（免疫球蛋白 E，以下简称 IgE）也正常。"一位住院医师打破了沉默，"这些都不像寄生虫感染。"

"是的，但寄生虫感染导致这两项指标升高并非绝对。"

张姐这次住院之后仍然发着 40℃的高烧，这对于经历过三起三落的她来说，已经习以为常了，但胡教授却做了大胆的决定——停用所有抗感染药物，抽血送寄生虫抗体检查。对于这种高烧的病人，药物一样两样加上去是常规操作，一般人都不敢逆势做减法，减药的做法要承担很大的压力。而且寄生虫抗体检查不是一个常规的检查项目，也从来没有医生和张姐提过做这个检查。

"等等看，寄生虫抗体报告 3 天后就会出来了。"

3 天后，随着一份报告的到达，办公室里响起了一片欢呼声："肺吸虫抗体阳性！"

肺吸虫又名卫氏并殖吸虫，可寄生于淡水螺、贝类以及淡水蟹和蝲蛄（小龙虾的近亲）体内。虫体带有吸盘，可以在人或其他动物的各脏器间到处游窜，最常感染肺部。俗话说，常在河边走，哪有不湿鞋。张姐平常最爱吃生醉的虾蟹，生肺吸虫病也不足为怪。

"啥？我肺里有寄生虫？我感觉这是旧社会才有的病啊？生醉的虾蟹我吃了几十年，而且我们那的人都这么吃。即使没洗干净，也都用酒泡过，难道还杀不死虫子和细菌吗？"

"一般饮用酒的酒精含量最高 50% 左右，并不能完全杀死肺吸虫的虫卵或幼虫。不管有多少人这样吃，也不管有多少人没有中招，这种饮食习惯确实是有很大健康风险的。"

胡教授给张姐用上了针对性的驱虫药——吡喹酮，告诉张姐连吃 3 天就行。张姐对这个一百片只要几元钱的药半信半疑："这药真的行吗？我之前的药一天就要一千多块。而且这次一共就吃 3 天，够不够啊？"

"让咱们一起见证奇迹吧！"胡教授总是这样笑呵呵地说道。

这一夜，张姐少见地睡了个整觉——她的咳嗽明显减少了。

第二天测了 4 次体温，最高才 37.8℃！

第四天，张姐体温彻底恢复正常，咳嗽也只有一两声了。医生给她办了出院，让她一个月后来再来复查。退烧总是开心的，但其实张姐还没有完全放下心来。毕竟，经历过 4 个多月的起起伏伏，她已经不敢轻易奢望这病能彻底好了。老沈似乎看穿了张姐笑容背后的隐忧，他没多说话，只是把所有行李袋都拎在一只手里，另一只手搀着张姐。

一个月的时间里，张姐没再发烧，也没再咳嗽。

一个月后复查，她肺里炎症大部分都吸收了。

两个月后再复查，肺炎、胸水全都消失了！心脏超声报告上，心脏上的赘生物也已经机化了。

一家人紧绷了半年的神经，终于能放松下来。张姐笑得无比灿烂，眼睛亮闪闪的。回想这半年的起起伏伏，张姐觉得她的发烧不光是医生的噩梦，更是她的噩梦，还好胡教授把她从噩梦中叫醒。回到往常忙碌而踏实的生活中，她分外珍惜这失而复得的健康。至于醉虾、醉蟹，店老板听了张姐的曲折故事，现在店里只供应熟的醉虾蟹了。

父母在疾病面前的互为依靠，小梅看在眼里，她开始认真考虑找个男朋友的事了。

33 岁的小夏怀孕 2 个月，妊娠反应大，胃口很差。家人陪同她到浙江游玩，心情大好的小夏敞开吃了 6 只生的溪蟹，没想到几天后就开始咳嗽、胸痛、发高烧。医生抽血化验，血液里面嗜酸性粒细胞非常高（41.8%，正常范围：0.4% ～ 8.0%），高度怀疑寄生虫感染。此时，小夏已经胸痛、气急到无法忍受的地步，做 MRI 检查发现，小夏已经发生了气胸、两肺多处肺炎。医生考虑是由于虫体到处游走导致小夏的肺被破坏、发炎，于是让小夏吃了 3 天吡喹酮驱虫，果然很快就康复了，但是孩子没有保住，小夏和家人懊恼不已。

朱大姐平常身体健康，单位体检发现右侧胸腔积液、肺炎。各种药吃了一马甲袋，肺病还是没好转，朱大姐很郁闷。后来她来到感染病科就诊，医生仔细询问病史了解到，原来朱大姐是个醉虾醉蟹爱好者，半年前有一次吃了之后发生呕吐、腹泻，输液后症状好转也就没在意。医生给朱大姐查了寄生虫抗体，果然肺吸虫抗体呈阳性。经驱虫治疗后，朱大姐的肺炎、胸水都好转了。

☆　什么是肺吸虫

肺吸虫是一种寄生虫，可寄生于淡水螺、贝类（第一中间宿主）以及淡水蟹、小龙虾和蝲蛄（第二中间宿主）。河虾的头部、河蟹的鳃部和蟹黄内都是虫卵聚集的地方，食用前尤其要注意清理这些地方。

☆ 肺吸虫是如何感染人类的

生吃或半生吃（未煮熟、腌制等）含有肺吸虫囊蚴的中间宿主或感染动物（如野猪）的生肉，就可能感染肺吸虫。高度白酒不能完全杀死肺吸虫的虫卵或幼虫。建议将动物肉类煮熟后再食用。

肺吸虫不会在人与人之间传播，但可经污染的厨具（如刀或砧板）传播。此外，虫卵可由感染者的痰排出，也可被宿主吞咽随粪便排出，因此减少粪便污染水源可预防肺吸虫的传播。

☆ 人被肺吸虫感染后会引起哪些问题

肺吸虫感染人或动物后，虫体可在各个脏器（肺部、肝脏、皮肤、横纹肌、脑部等）间到处游窜，引起急性炎症。肺吸虫最常在肺部结束迁徙，表现为胸痛、呼吸困难、咳嗽、发热、咳血丝痰，甚至咯血，有一部分病例被误诊为肺结核。虫体进入脑组织中后果很严重，会引起脑膜炎症状。虫体在人体内可存活长达 20 年。

☆ 肺吸虫感染如何治疗

肺吸虫感染首选吡喹酮驱虫，或者使用三氯苯达唑代替。因为肺吸虫感染可能引起慢性并发症，故无论患者有无症状都需接受治疗。

☆ 除肺吸虫外，食用生的淡水鱼虾螺蟹还可能感染哪些寄生虫

食用生的淡水鱼虾螺蟹还可能感染很多其他寄生虫，最常见的就是华支睾吸虫，也就是常说的肝吸虫，引起肝吸虫病。通过进食淡水生鱼片、生滚鱼片粥均可能感染肝吸虫。

自家产的放心鲜奶，
却把他喝出病来

"太阳出来啰喂，喜洋洋啰嘟啰。"

6月，地里的庄稼长势正旺，杂草也长得飞快。一大清早，老吴就扛着锄头下地了。

锄草是个细活，生手经常磨得满手血疱。不过，在长年累月的劳动中，老吴的双手和锄头把逐渐熟悉和契合，一人一影一锄头，沾着汗水走过一垄又一垄田。鎏金的太阳越来越高又越来越低，划过苍穹，也划过老吴拱形的背。傍晚时分，老吴终于锄好了最后一垄田。弯了一天又僵又酸的腰，简直要直不起来。老吴活动了一下腰，撩起搭在脖子上的毛巾仔细擦了把脸，把草拢起放进篓里，沿着田埂向家的方向走去。

人要吃饭，羊也要吃饭喽。

回到家中，老伴早已把饭菜做好。老吴坐在桌边，一边跟老伴说着田里的庄稼，一边用拳头捶打着后背。

"这几天地里的活多，腰上的老毛病好像又犯了。"

"都这把年纪了，还整天干这些重活。现在孩子都大了，家里也没什么花钱的地方。要我说，那地就别种了。"

"我种地种了一辈子，咱们农家人，不种地还像什么话。再说了，咱们自己种地自己吃，还能少给孩子们添麻烦。"

晚上，电视里放着《射雕英雄传》，老吴却看不进去，只觉得头昏昏沉沉的。老伴摸了一下他的额头，说："好像有点发烧，不会是中暑了吧。"拿来体温计一量，果然，37.8℃。一瓶藿香正气水下肚，老吴仍然缓不过来精神，草草洗漱之后就睡了。

一连几天，老吴一直都有发烧，虽体温不高，但也不退。老伴熬不住了，拽着烧得蔫蔫的老吴到了县医院。一番检查下来，医生说估计是感冒了，开了点抗感冒药。至于腰部酸疼，拍了片说有椎间盘突出，"估计休息休息就能好些"。

"都说了是老毛病，非要跑趟医院，我看你就是花了钱才舒服。"回家路上，老吴念叨了一路。

吃了几天抗感冒药，老吴的烧还是不退，加上腰痛，整个人病恹恹的。老伴没了主意，给儿女打电话："快劝劝你爸，咱去省城的医院看看，我这次右眼皮跳了好几天了。"

虽然有家人的轮番"轰炸"，老吴却主意硬得很："医院不是去过了嘛！我这药刚吃上，还不得吃几天才能好！再说了，咱们去省城，地里庄稼怎么办？家里这些活物谁来喂？"

转眼天气渐凉。中秋佳节，在儿子的极力劝说和病痛的折磨之下，老吴把庄稼和禽畜的事拜托给邻居，就到省城和儿女团圆，顺便去省城医院检查。

医生听说老吴发烧这么久，又有腰痛，就安排他做腰椎 MRI。结果发现老吴腰椎上不光有椎间盘突出，还有另一处病变，但是什么性质还不好说。医生加强了抗感染治疗，但老吴这顽固的发烧还是不好。眼看着医生也犯了难，老吴老伴和儿女才意识到这次生病可能不一般。

医生建议做个 PET-CT，这是个全身的 CT 检查，同时使用的放射性造影剂，能够提示病变的性质，检查更加精确，不过费用有些高。着急上火的儿女瞒着老吴，答应下来。

医生看了老吴 PET-CT※ 的片子和报告，说他其他部位都还好，只有腰椎和骶椎有问题，不只是简单的椎间盘突出，应该是感染了。加上老吴的炎症指标和结核感染指标都升高，医生考虑是腰椎结核，于是用上了抗结核药。

抗结核药一用就是 4 种一起吃，老吴一脸蒙圈地接受了这个事实。也难怪，"腰椎结核"这个词对大部分人来说都太过陌生了。用药之后，老吴的发烧果然好些了，但是开始恶心，一向胃口很好的他见到饭就反胃，而且腰痛也没什么好转。儿子咨询了医生，说抗结核药物有消化道副作用是可能的，腰痛好起来可能比较慢。

日子一天天过去，老吴每天最重要的事情就是吃药、发烧和睡觉。他偶尔也会想起地里的庄稼和那些羊，但很快就会被腰痛拉回了现实。有天夜里，老吴在被窝里打起了哆嗦。老伴见势不妙，拿出体温计一量，39.3℃！老伴和儿女连夜商量，决定带老吴到上海看病。在老吴主治医生建议之下，一家人选中了上海的一家三甲医院。

小吴扶着父亲，慢慢走进感染病科潘教授的诊室。还未说话，小吴先长舒了一口气，他明白，他只能做到这一步了。

潘教授翻阅了老吴厚厚的病历本和检查报告单，把目光重新投向老吴："老先生以前得过结

※ PET-CT 是正电子发射断层显像（PET）和计算机断层扫描（CT）的组合检查。PET 可提供功能和代谢的信息，CT 可提供解剖学和形态学信息。PET-CT 广泛应用于肿瘤的诊断和疗效评估，以及不明原因发热和占位性病变的诊断。

核病吗？或者身边有人得过结核病吗？"

"没有。"

"除了种地，平常还做点什么别的事？"

"也就村口看看别人下棋。每天干完农活都很累了，所以都早早就睡了。"

"平常会不会吃些生的东西，比如生鱼生虾、半生不熟的牛羊肉这种？"

"不会，我们家这些东西都烧熟了吃的。哦，你说到牛羊肉，我有时候会喝新鲜的羊奶，自己家的羊刚挤出来的那种。"

"哎？刚挤出来的奶？"

"对，我家养两只羊，从来喂的都是新鲜的草。自己家羊的奶，喝了更放心。村里很多人家都自己养牛羊挤奶，自己家人喝。"

农民、家中养羊、喝没煮熟的羊奶、长期发热、腰痛、腰椎感染病灶、抗结核药物应用后发热、一度有所好转……一条条关键信息划过潘医生脑海。

难道是布鲁氏菌感染？布鲁氏菌是骨髓炎的重要病原体，也是牧区常见的人畜共患病。人感染后最常见的症状就是发热和脊柱受累，而抗结核药物中的利福平对布鲁氏菌感染有一定的作用，患者应该高度警惕布鲁氏菌病！

当然，患者结核感染指标有升高，而脊柱也是结核容易累及的部位之一，因此不能排除结核感染。但是，抗结核治疗后发热、腰痛症状缓解不明显，当地的腰椎结核的诊断存疑。但在其他诊断的有力证据出现之前，治疗方案要兼顾结核感染。

引起脊柱骨髓炎最常见的病原体是金黄色葡萄球菌，但这种病原体感染往往先有一个其他部位原发病灶，经过血行播散或者邻近部位扩散，再引起骨髓炎。由于金黄色葡萄球菌本身的特性，在疾病发展过程中患者会有高热消耗等强烈的毒性症状。这与老吴的病情不太符合。

肠道革兰氏阴性杆菌、念珠菌、链球菌……一个个能引起的脊柱骨髓炎的病原体一一闪现，又一一排除。每一个细节对得出正确的诊断结论和决定下一步治疗都至关重要，是的，每一个。

"医生你问这个做什么？羊我都养了好几年了，应该没问题的吧。"老吴可能永远也想不到，在他两句话的间隙里，已经有许多关于他病情的想法像流星雨一样闪过。

"目前高度怀疑是布鲁氏菌病。"潘教授对老吴一家人说，"住院吧。"

入院第三天，老吴再次发了高烧，全身抖个不停。医生及时给他抽血培养化验（在高烧时抽血阳性率最高），争取尽早明确诊断，同时又马不停蹄地安排了各项影像学检查和相关科室的会诊。围绕着老吴的病情，一切能动员的力量都动员了起来。各项检查有条不紊地进行，真相也在一天天靠近。

第四天，血病原基因检测报告：检出极少量布鲁氏菌属。

第五天，腰椎 MRI 报告：腰 5、骶 1 椎体病灶，伴有椎旁脓肿。

第六天，放射科会诊：腰椎病灶较小且位置较深，难以穿刺；骨科会诊：腰椎骨质破坏，但未影响腰椎稳定性，手术指征不强。建议平时避免负重，下地时佩戴支具。若神经症状加重或脓肿范围扩大，需进行清创。

第七天，微生物室紧急电话报告：血培养报阳 1 瓶（102 小时），革兰氏阴性杆菌生长。

第八天，微生物室紧急电话报告：血培养菌种鉴定为布鲁氏菌属。

第九天，血布鲁氏菌抗体报告：阳性，滴度 1∶80。

布鲁氏菌病确诊！立即调整为规范抗布鲁氏菌病治疗方案！

"老人家，病因找到了，和你家养的羊有关系。它们应该是病了，你和它们密切接触，又喝了没煮熟的羊奶，它们把病菌传给了你。这个细菌进入你的血液循环中，引起你发烧和腰痛的症状。不过你放心，其他器官都好的，只有腰上有病灶，用了药会好的。只是你家里的羊要检查下，有病的要立即处理掉，没病的要打疫苗，不然你家里的其他人也会有危险的。"潘教授给

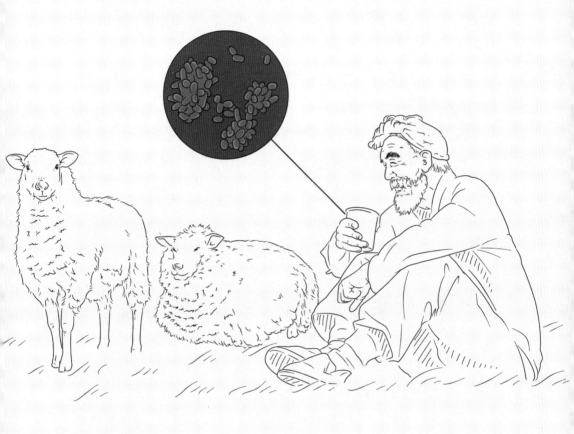

布鲁氏菌病是一种动物源性感染疾病，也是世界上最常见的人畜共患病之一。人类通过摄入感染动物（牛、绵羊、山羊、骆驼、猪或其他动物）制品，如未经巴氏消毒的乳制品，或接触其组织或体液而发生感染。

老吴一家人解释了老吴生病的来龙去脉，一家人恍然大悟，又不由得后怕。

经过用药，老吴逐渐不再发烧，腰痛也好了许多。家里人请畜牧站的工作人员给羊做了检查，果然发现其中一只感染了布鲁氏菌。

重新拿起锄头的老吴，继续在田间劳作。用他的话来说，经过这次生病，他反而更加珍惜能干得动农活的日子。

"不愁吃来啷啷扯，不愁穿来欧啰啰。"山歌继续回响在田间。

"不愁治病欧啰啰。"一首歌唱完，老吴又自由发挥，加上了一句歌词。

相关案例

47 岁的老周 4 年前开办养殖场，以饲养猪和山羊为主。两个月前开始接连出现发烧、腰痛，到诊所输了抗菌药物也没有好转。到县医院验血，发现炎症指标有升高，腰椎 MRI 上看到椎间盘轻微膨隆。后来，发烧一直不好的老周住进了感染病科。仔细询问病史后，医生考虑到老周平时接触山羊，不能排除布鲁氏菌感染，便给他抽了血送检布鲁氏菌抗体。几天后，检查报告出来：抗体阳性，滴度 1∶320。明确诊断后，医生给老周用了米诺环素和左氧氟沙星治疗，老周的体温逐渐降到正常，腰痛也明显好转了。当地畜牧兽医站派人到老周的养殖场调查，发现其饲养的一百多头山羊中，有四十几头都感染了布鲁氏菌病，只能把这些患病的羊都宰杀了。

医生提示

☆　**什么是布鲁氏菌病**

布鲁氏菌病（亦称布病），是布鲁氏菌感染引起的一种自然疫源性人畜共患病，属于我国法定的乙类传染病，感染人以及牛、羊、猪、犬等动物。每年该病高峰发生于春夏之间，与动物产仔季节有关。动物感染布鲁氏菌后最常见的表现为流产。

☆　布鲁氏菌感染的临床表现有哪些

人感染布鲁氏菌可表现为发热、乏力、盗汗、关节痛等，体格检查多样且无特异性，可有肝、脾及淋巴结肿大。其感染潜伏期通常为 2～4 周，也可长达数月。

☆　哪些人群须警惕布鲁氏菌病

人类主要通过直接接触感染动物或食用未消毒的乳制品而感染布鲁氏菌。处理培养标本或感染标本的实验室工作人员，流行地区的农民、牧民、兽医以及屠宰场和肉制品厂工人均有职业暴露风险。

☆　如何预防布鲁氏菌病

预防接种和病畜管理是控制布鲁氏菌病的主要措施。流行区提倡对牲畜提供减毒活疫苗接种，牧民、兽医以及实验室工作人员等高危人群接受预防接种。病畜管理包括病畜隔离，外地输入的牲畜必须经血清学及细菌学检查，证实无病后方可放牧；做好养殖场卫生工作，流产羔羊应加生石灰深埋；加强粪、水管理，防止病畜、患者的排泄物污染水源；人畜分居，生乳制品须经巴氏灭菌，家畜肉类须煮熟后才可食用。

困在发烧漩涡里的
中年健美先生

"又来输液啦？"急诊补液室的扫地阿姨看到子铭，和他打了个招呼。

"是啊，这不是又发烧了嘛。"子铭答道，"没事的，肯定两天就好，我这都有经验了。"是的，这已经是子铭不知第多少次来看急诊了。

45岁的子铭平日喜欢健身，划船机、椭圆机、杠铃，样样都练得很熟。肌肉紧致、线条分明的他，经常被同事朋友们称为"健美先生"，是"青年不油、中年不腻"的典型。在他心里，发福的"油腻男"才会经常跑医院，自己身强体壮，和医院简直绝缘。然而，3个月前子铭淋了一次雨，就像打开了潘多拉的盒子，他开始反复地发烧，竟成了医院的常客。

那天下班的时候下雨，子铭把伞让给了单位的女同事，自己淋了一点毛毛雨。以前他从不把这种量级的淋雨当回事，但是那天不知怎的，他一回到家就感觉全身酸痛。晚上一量体温，39℃！妻子小丽也吓了一跳，赶紧退出"斗地主"，连夜把他送到医院，还好医生给输了液之后烧就退了。

之后，子铭还是照常上班下班，但是他总感觉打不起精神来，以前做得熟练的报表不时地出差错。"表格有 5 处问题，已标注，修改后给我。"第 2 周，主管在小组群里 @ 子铭。估计实在忍不住恼火，片刻之后，主管又发了一句："工作都上点心啊！""收到，抱歉，会尽快。"子铭过了一会才回复，他感觉自己比平时慢了半拍，敲键盘都没力气。

"叮咚"，隔壁工位小贺的消息发了过来："别往心里去，晚上撸串去！"

小贺迟迟没收到回复，回头一看，发现子铭的脸堪比他的报表：面色惨白如纸，紧锁的眉头和有气无力的表情就像报表里的一处处缺陷。小贺赶紧凑过来："咋的啦？不舒服？""估计又发烧了。"同事们七手八脚地把子铭送到单位附近的医院急诊，预检台一量体温，39.8℃。又是一通抽血、拿报告、开药、输液。小丽赶到的时候，子铭已经斜靠在补液室座位的靠背上睡着了。

这次，在小丽的强烈要求之下，子铭请了 3 天假，除了去医院输液，其他时间统统在家睡觉。3 天后，子铭又活力十足地出现在办公室，自我调侃着："又是一条好汉。"主管喜出望外，又有点不好意思："病好了就好，其实应该让你轻松两天。但是昨天新来了一个大单，预算要得急，这边正愁着呢，还好你来了，3 天能做出来不？"子铭心里盘算了一下，估摸着得加班，但是他想着刚刚请过假，东西又确实急用，就应了下来。

经过 3 天的满负荷运转，子铭终于在第四天的早晨 7 点，把预算发到公司群。一秒钟不到，主管发了个点赞表情。"主管估计也是一直干活到现在，都不容易。"子铭暗暗舒了口气，也叹了口气。他没想到，这口气舒得早了些，事情还远没结束，而且重头戏还在后面。

两个星期之后，子铭又发烧了。虽然这回发烧温度仍然很高，但是早已轻车熟路的他很快理好了医保本、医保卡，到了附近医院。和医生陈述病情、抽血、拿药，期间还不忘给自己叫了一份晚饭和一瓶无糖可乐。输上液，烧很快就退了。

如此反复多次。

其间，小丽也曾带他到养生馆刮痧、拔罐，还去中药店开过中药调理。但是几个回合下来，子铭发现了一个规律：不管预先做了什么措施，只要工作或者健身累着了，就会发烧；只要不输液，发烧就好不了；只要输液，最多两天，发烧肯定能压下去。但是每次去看急诊，医生也说不清是怎么回事。做了肺部 CT、腹部超声，也都没发现什么异常。

3 个月之后，在急诊输液室扫地阿姨都认得子铭之后，他的这份自信被打破了——输液 4 天，发烧还是没退，汗一身一身地出，发烧一波一波地来。他引以为豪的肌肉也消瘦了不少，西装上臂的袖管越发空了起来。他去网上搜索，可是网上的专业名词越看越慌，尤其是贴吧里有好几条都说身边的人突然消瘦后查出来是肿瘤。子铭想到明年就要考高中、现在还只知道疯玩的儿子，不想去上班只喜欢打牌的妻子小丽，不禁喉咙发紧。他赶紧清了清嗓子，清除浏览痕迹之后，开始搜索"发烧，哪家医院强"。

做过功课之后，他打算去上海这家医院的感染病科看看。预约、等待的过程自不必说，子铭最怕的就是在夜深人静的时候，自己睡不着就会胡思乱想，每次想到最后都感觉自己快要活不成了。

带着一摞病历资料坐在感染病科潘教授的诊室外，子铭两口子都悬着一颗心：断断续续治了半年还发烧，这次在上海不知道要治多长时间。如果比较久，住宾馆可是一笔不小的开销，那是不是还得租个房子？家里还有老年病缠身的父母、时时刻刻瞄着机会跑出去玩的孩子，这段时间可千万别出什么岔子！这个月请了好几天假，奖金又要打折了，可是房贷、车贷是一天也缓不了的……

想到这里，子铭感觉头好痛。他感觉自己和所有同龄人一样，就是个普通而疲惫不堪的中年人。那些健美先生、肌肉男、青春活力之类的溢美之词和这些词加持之下的自豪、自信，在生活的一地鸡毛和平地惊雷般的疾病之间的缝隙之中，显得那么脆弱、不合时宜，而又自欺欺人。

电子屏幕终于叫到了子铭的名字，两口子赶紧进到诊室里。前一个患者刚刚从凳子上起身，小丽就把早已捻成扑克牌一样呈扇形的检查报告递到潘教授面前："医生您给看看，这都发烧半年了，人也瘦了一圈。"听她这么一说，潘教授拿出听诊器，在子铭前胸听了几处，语气急促却不容置疑："很可能是心内膜炎。病程这么长，可能已经相当严重，要马上住院！"

"心内膜炎？"子铭半年以来第一次听到这个词，这发烧又和心脏相关，吓得腿都软了。

入院后的检查一项接着一项：抽塑料管和玻璃瓶的血、心脏超声，还有好几个部位的 CT。他们做完检查刚一回到病房，潘教授和被叫来紧急会诊心外科医生就已经等在那里，潘教授指着电脑上子铭的心脏超声报告说："心脏二尖瓣上长了一大坨赘生物，瓣膜已经被烂出了窟窿，并造成了严重的反流。在正规抗感染治疗的同时，还必须要手术才能根本解决问题。但心外科医生考虑目前感染还处于急性期，不适合马上手术，最好等感染控制住后再尽早手术。"一瞬间，子铭感觉到震惊、恐惧、如梦初醒、后怕，甚至感觉到了不幸中的万幸，可谓五味杂陈。

第二天，医生又告诉他，在他的血液中培养到了一种称为嵴链球菌的细菌，应该就是他长达半年的发烧以及心瓣膜赘生物的罪魁祸首。而随着进一步的检查，他们又被接下来的发现吓了一跳。原来，伴随心脏跳动和瓣膜的开合，瓣膜赘生物上的细菌随血流四处播散，已经形成了脑梗死和脾脏梗死。好在梗死灶较小，没有引起明显的临床症状，及时治疗应该能将其有效控制。

就这样，在短短 24 小时之内，感染病科确诊了困扰子铭半年的疾病，而且发现已经到了如此严重的程度。由于信息量太大，他一时有点难以消化。两口子不禁揣摩，虽说平日养家的压力不小，但子铭年纪不算大，而且这半年每次发烧都没耽搁，马上就去输液，为什么会发展到如此严重的地步呢？

经过潘教授再三的追问和提示，他回忆起在那次淋雨之前曾经有过一阵牙痛，医生说是龋齿，补了牙之后就没再痛了。潘教授说，链球菌本是口腔正常菌群的成员，但在存在龋齿和牙周病的情况下，链球菌可以在补牙过程中进入血液，随血流在心脏瓣膜上安家落户，形成瓣膜赘生物。随着瓣膜开合，赘生物上的细菌不断释放进入血液，使子铭不断出现发热的症状。而链球菌对一般抗菌药物都敏感，所以每次输几天液就会退烧，但又因为心脏瓣膜上的"大本营"——赘生物的存在，短时间抗感染无法完全将它们清除，这也就是一停药就又出现发热的原因。其实，少量细菌入血本可以被身体里的"警察"——免疫细胞清除，不至于发展至如此严重的程度，但子铭的高强度工作、频繁健身、休息不足，让身体里的"警察"们也疲惫了，就使得漏网之鱼有了可乘之机。

经过有针对性、规范的抗感染治疗，子铭的体温很快降到了正常范围。在抗感染药物用足疗程之后，子铭又做了心外科的换瓣手术——拿掉已经烂得像破布一样的二尖瓣，换成人工瓣膜，发烧半年的他终于挣脱出了这个危险的漩涡。

他不再执着于肌肉和线条，开始想开了：日常的诸般琐事和突如其来的疾病，只要身处生活其间便概莫能外。不管是"健美先生"还是"油腻男"，只要保持健康，只要还在前进、哪怕是匍匐前进，都是值得敬佩的勇士。

相关案例

李大爷因为脑梗死导致了偏瘫和言语不利，卧床一年多了，最近突然发起了高烧。经过检查，最终确定是由吸入性肺炎引起的。医生说，我们口腔中存在着许许多多的微生物，如果不做好口腔卫生，就会很快造成口腔内的微生物过度繁殖；而对于李大爷这样吞咽功能有障碍的卧床老人，非常容易因为误吸口水，造成吸入性肺炎。

说起来也巧，与子铭和李大爷同期就诊的顾阿婆，也忽视了看似是小病的牙周炎。医生推测她很可能是因为口腔细菌经过牙龈微小破损处入血，导致细菌感染了置换已久的人工髋关节，而出现持续发热症状，因此不得不住院检查治疗。病因明确后，抗菌药物治疗却收效甚微。医生说，人工关节这种植入物一旦感染，用药效果常常不尽如人意。顾阿婆不得不重新手术更换人工关节，才最终得到治愈。

医生提示

☆　**口腔细菌与人体健康是怎样的关系**

口腔内有着除肠道外的人体内第二大菌群，其微生态的改变影响全身。口腔疾病和全身疾病可以互相影响，如糖尿病这样的全身疾病可以增加牙源性感染的风险，而牙源性感染又可以导致如感染性心内膜炎这样的全身疾病。养成良好的口腔卫生习惯、预防龋齿和牙周炎、及时识别潜在的口腔问题，可以帮助预防许多牙源性和全身性疾病。

☆　**牙源性感染的并发症包括哪些**

牙源性感染的并发症多种多样，包括但不限于颌下腺炎、纵隔炎、坏死性筋膜炎、感染性海绵窦血栓形成、吸入性肺炎、脑脓肿、感染性心内膜炎等。牙源性感染可以较为严重，而不同疾病类型诊断及治疗方法不尽相同。

☆　**哪些检查能够早期发现感染性心内膜炎**

如果有反复发热、胸闷气促等症状，一定要警惕感染性心内膜炎这一疾病。经胸或经食管心脏超声都可较准确地识别感染性心内膜炎，对于这一疾病的早期诊断、及时治疗能起到至关重要的作用。

夜市烧烤摊旁，
一段"炽热"的医院之旅由此展开

"干杯！"

"干杯！"

夏天的夜晚，大地摆脱了烈日的炙烤，阵阵微风拂过，送来了一天当中难得的清凉。白天躲在空调间里的人们这会都冒了出来，三五成群地聚在夜市排档。觥筹交错之间，食物的香气伴着阵阵说笑声穿透了城市的大街小巷。

过来出差的乐乐紧赶慢赶，终于忙完了手头的工作，也和大学同学们聚在一起，坐在当年学校附近的夜市烧烤摊旁。大家回忆起了9年前的那个夏天，那时候的天很蓝很蓝，校园十大歌手开了个小型演唱会，系草有了新女朋友，一向老好人的艺术修养课老师突击点名了……

"老板！再来点生蚝！带子、扇贝也要！"

"来了来了！"

"干杯！"乐乐的声音又将大家的思绪拉了回来。如今大家散布在全国各地，聚一次不容易。

"干杯！真想你们啊！"

第二天早上起来，乐乐只觉得浑身上下不舒服，以为是昨晚喝了酒又睡晚了的缘故。她撑着爬起来洗漱，却被镜子里满脸通红的自己吓了一跳，叫酒店服务生拿来体温计一量，39.3℃！不过，想到今天还有重要的工作汇报，她也顾不上深究，从随身带来的药包里翻出布洛芬，吞下后便匆匆出了门。还好，赶去办事的路上就感觉热退了。

忙完手头工作已是下午3点，乐乐窝在椅子里长舒一口气，一阵强烈的疲惫感袭来，一摸额头，好像又发烧了。乐乐打车去了附近医院的急诊——虽然路很近，但是自己实在走不动了。

"白细胞计数：5.6×10^9/ 升，中性粒细胞百分比：68%，可能是病毒感染，应该问题不大。"听医生这样说，乐乐忐忑的心情稍微放松了一点，接过发药窗口递出来的利巴韦林便回酒店了。

出差的工作节奏虽然紧张，乐乐对用药却不敢怠慢，但饶是这样，她每天还是要烧上两次。再进医院检查，血常规也没有明显异常，进一步查了炎症指标、流感病毒，都是阴性，拍了胸片也显示没问题，可是回酒店还是继续发烧。再进医院，结果还是差不多。由于人手并不富余，乐乐硬是咬牙顶住了，坚持把工作做完。出差的这一周，乐乐每天全靠意志力在发烧和退烧的反复中硬撑。

出差结束一回到家，乐乐就赶紧往三甲医院跑。

又是熟悉的验血流程，结果仍然和之前差不多。不过这次，医生还给她做了胸腹盆CT平扫检查。胸部CT结果正常，腹部CT报告说"回盲部周围淋巴结肿大、脾稍大"。虽然乐乐否认有腹痛、腹泻的症状，医生还是说她可能有点胃肠道感染，给她开了一种退烧药和两种抗感染药物：头孢吡肟和莫西沙星。用药之后她虽然还是发烧，但是体温没那么高了。

乐乐自己依然放心不下。加上在网络上一搜腹部CT上说的那些异常，满篇都是"癌症""不死的癌症"之类，看得人心里堵得慌。乐乐搜到几个医院和医生的公众号，又找了几篇"发烧攻略"，最终预约了医院感染病科的门诊号。

第二天，乐乐来到门诊。医生仔细询问了病史，认为目前发热原因并不明确，近期体温最高峰下降也不排除是退热药的效果，就决定给乐乐安排入院，好好查查。

在医院里，规律而健康的饮食和作息还是掩盖不住乐乐心头的焦虑：发烧究竟是什么原因呢？会不会是网上说的癌？身边就有个比自己还小一岁的同事去年得了癌，自己刚工作两年，恋爱还没谈，老家的父母还有好几种慢性病，千万不能有什么闪失啊……

做完的检查有了结果，结核指标、肿瘤指标、风湿指标、血培养、心脏超声……一项项全都是阴性。尤其是血培养，一抽就抽了足足 5 个玻璃瓶的血，乐乐感觉自己都要被抽干了，结果竟然还是阴性，发烧的原因仍然悬而未决。

"外院腹部 CT 提示回盲部周围淋巴结肿大，我院粪隐血可疑阳性，这病人的肠道肯定有问题。"

"会不会是肠结核？肠结核最常累及回盲部。"

"但是肠结核的症状一般都是慢性的，不大会这样突然发烧。而且，她的结核感染指标是阴性。"

"也不能排除普通细菌感染，好多细菌感染也都容易累及回盲部，感染难免伴有发热。用抗菌药物后发烧有好转也是细菌感染的有力证据。"

"别忘了她还同时用了退烧药，体温下降不一定就是疾病好转。"

"而且，关键是她也没有腹痛、腹泻之类的胃肠道感染症状。"

"会不会有非感染性疾病的可能？炎症性肠病、淋巴瘤也可以引起发热和回盲部淋巴结肿大。"

"其实肠道的问题也不一定是她发热的病因。"

医生办公室里，大家为乐乐的发热原因讨论得十分激烈，你一言我一语，谁也说服不了谁。不过最后大家一致认为，现在发热原因还不清楚，不如先把退热药、抗感染药都停掉，好观察发热本身的特征，同时也进一步完善一些检查。

为了明确病因，医生给乐乐安排了腹盆部增强 CT 检查，报告上说的仍然是"回盲部周围多发淋巴结肿大，脾稍大"。为了搞清楚回盲部这一亩三分地上的究竟是何方妖孽，医生进一步给她安排了肠镜检查。

本以为检查也就是"躺下""站起来"这样的步骤，没想到肠镜的检查前准备着实让乐乐吃了些苦头——泻药一共 2 升，又苦又咸，要在规定时间内喝完，喝得乐乐后来看到水都反胃。经历千辛万苦之后，肠镜检查终于做好了，报告上赫然写着"回盲瓣口黏膜充血水肿，无糜烂出血，未见溃疡，余各处肠道未见异常；待回盲部活检病理"。看着医生不置可否的表情，乐乐知道发热的原因还是没明确。

万万没想到的是，肠镜检查当天，她又开始发高烧了，还拉了肚子。医生考虑可能是本来的病情活动，也可能是由于肠镜活检后、肠道细菌通过活检伤口一过性入血引起的发热，建议乐乐再查个血培养，以明确病原体。乐乐一想到那 5 个装血的大玻璃瓶就头晕。医生好说歹说她也不肯抽血，只好答应先给她用药试试。用了针对肠道细菌感染的药物之后，乐乐的发烧和拉肚子还真的当天就好了。

肠镜活检的病理报告回来了，是黏膜慢性炎症。医生说这样的炎症问题不大，现在做了细致的检查没发现大问题，用药之后也不发烧了，也就不需要再纠结之前发烧的原因了。总之，"现在可以出院回家了"。

有了医生的结论，乐乐欢天喜地地回了家。3 天后迎来周末，乐乐攒了个局，打算和朋友们吃顿好的庆祝一下。结果还没出门，熟悉的"炽热"的感觉就又来了。这次发烧创下新纪录：40℃。饭也别吃了，乐乐又开始在发烧和退烧中煎熬。

好不容易熬到周一，乐乐一早就赶到医院感染病科门诊。医生得知她的情况，也很惊讶，再次把她收住入院。

乐乐感觉自己已经被发烧折腾得没脾气了。自己以前一向身体很好，没想到一生病就生了个大病，还是个疑难的大病。躺在医院的病床上，烧得迷迷糊糊的乐乐第一次对这突然降临的未知疾病产生了前所未有的恐惧，想睡一会短暂逃避痛苦的现实，却怎么都睡不着。

这次入院，医生需要再给她抽血检查，其中就包括血培养。乐乐一来烧得没力气讨价还价，二来病情反复，自己心里也急，就横下一条心同意了。

抽好了血，医生根据上次用药后发热好转的经验，再次应用了针对肠道细菌感染的药物。不过这次可没有上次那么顺利。第二天，乐乐的体温再创新高：41℃。她不知道该怎么和家里人说，怕他们帮不上忙，还要跟着着急。父母打来电话，她装作工作忙，敷衍地讲了几句就不再讲话。

这天，妈妈又打来电话说，门前柿子树今年结的柿子不多，都给晒成了她最爱吃的柿子饼，明天就寄过来。乐乐心里乱哄哄的，不知该说点什么，最后只得装作不耐烦，说她正在减肥不想吃东西，要开会了，就先不说了。挂掉电话，躺在床上的乐乐看着输液管里的液滴出神。她甚至想，如果这次真得了什么治不好的大病，和爸妈多吵吵嘴，之后他们的伤心应该也会轻一点吧。输液管里的液体一滴滴流下来，她的眼泪也不知不觉地跟着流下来，把枕套浸湿了一大块。

"血培养阳性！伤寒沙门菌！找到了！你生的病是伤寒！"床位医生奔到乐乐床边，满脸喜色地告诉她这个最新结果，声音都比之前高了八度。

原本迷迷糊糊的乐乐听说自己的病因明确了，心里那块悬着的石头一下子落了地，兴奋得不得了。蓦地想到刚刚和妈妈说的那些伤人的话，便赶紧一个电话打回去，说刚才在赶一个很难的项目，半个月了一直没什么起色，饭都吃不下，就在接到她的电话之后突然想出了办法，还说自己最近都累瘦了，让妈妈赶紧把柿子饼寄过来。讲完电话，乐乐烧得通红的脸上露出了狡黠的笑容。

医生马上给乐乐调整了抗感染的治疗方案，根据药敏试验使用了更加有针对性的头孢曲松和环丙沙星。在没有用退烧药的情况下，乐乐的体温最高峰第二天就明显下降了。3 天后，体温恢复正常，没有再反弹。

医生分析说，退热药物和抗菌药物的使用导致乐乐的伤寒病情和发展过程不太典型，所以没有在第一时间被发现，加上肠镜检查后那次发烧，她拒绝抽血培养，因此错过了及早发现这个细菌的机会。这个疾病如果没有及时干预，可能会发展成肠穿孔、腹膜炎之类的严重并发症。不过好在后来病情反复的时候及时抽血培养，明确了病因，才没有酿成大祸。

乐乐万万没想到，只在历史书上看到过的伤寒会落在自己身上。不过，说起这个疾病的来源，乐乐还是有些困惑：医生说，伤寒大多是由于食用了被伤寒沙门菌污染的食物或水而感染，推测可能和她出差时吃的那顿大排档有关。不过后来乐乐委婉地问过她的同学，但他们都没有这些症状。也许和她自己工作忙碌、身体状态不佳有关系吧。

医生提示

☆　**什么是伤寒**

伤寒是由伤寒沙门菌引起的一种侵袭性细菌感染性疾病，全球范围内均有报道，主要在人群拥挤且卫生条件差的贫困地区流行，在发达国家主要表现为旅行者腹泻。伤寒更常见于儿童和年轻人。

☆　伤寒的流行病学特征是什么

伤寒的传染源是患者和慢性带菌者；传播途径包括摄入污染的食物或水，以及与患者或慢性带菌者接触；普通人群普遍易感伤寒，感染后可获得持久性免疫。

☆　伤寒的临床表现是什么

伤寒主要表现为持续性高热、畏寒以及腹痛、腹泻等消化道症状，典型表现包括相对缓脉和玫瑰疹（躯干和腹部的淡红色斑疹），此外还可出现肝脾肿大。严重并发症包括肠出血、肠穿孔、继发性腹膜炎。实验室检查主要表现为白细胞减少和肝功能异常。粪便、尿液、血液、骨髓、玫瑰疹刮取物分离培养出伤寒沙门菌可确诊，必要时须反复送检以提高检出率。

☆　如何治疗和预防伤寒

伤寒的药物治疗首选氟喹诺酮类药物，此外第三代头孢菌素、氨苄西林、复方磺胺甲噁唑、阿奇霉素等也可用于治疗，必要时根据体外药敏试验结果调整用药。

注意饮食卫生、尤其是手的卫生对预防伤寒尤为重要。胆石症等胆道疾病患者可发展为慢性带菌者，并可能排出大量细菌，应重视其在疾病传播中的作用。

绿水青山之间的
"多面杀手"

夏天清晨，水晶般的天空上飘着棉花糖一样的云朵；绒毯一样的草地上，青草的叶尖还挂着晶莹的露珠，几个小朋友在草地上追逐嬉戏。我走在上班的路上，看到这温馨的景象，突然发现小朋友们都穿着短裙短裤。正想提醒他们的家长："草地上玩当心蚊虫叮咬，最好穿长裤扎裤腿"，这时手机响了，我翻来翻去找不到手机，正着急……然后就醒了。

午休时间，我趴在办公室桌子上睡着了，正在梦中遐想，就被电话铃声拉回了现实——今天我值班。

"黄医生吗？你 12 床来病人了。"电话是护士台打来的。

"哦……你们先宣教，我 5 分钟后去。"我强忍着困意，打了个哈欠。

"嗯……好吧。不过这个人病得好像有点重，门诊病历上写了血小板只有 73×10^9/升。"

"哦哦，我马上过来。"

"好呀！跟你说下，这病人发烧，刚刚量了是 39℃。"

新病人玉珍，是个来自浙江宁波的农民。在"七山二水一分田"的浙江，宁波虽地处平原，可也有不少的山地，一家人就在这山村中安逸地生活。听着她的描述，我的脑海中勾勒出一幅绿树成荫、鸟语花香的自然风光。

平静的生活被 4 天前突如其来的发烧打破了。发烧来得很急，没几天工夫，体温已经接近 40℃。烧得她迷迷糊糊，打不起精神也吃不下饭，却偏偏往厕所跑得勤，每天都得四五次，好几天也没见好。拉肚子严重到什么程度？有一天小孙女婷婷新学了《种太阳》这首歌，在家里唱"啦啦啦啦，啦啦啦啦，种太阳……"，好不容易从卫生间出来的玉珍一开门正巧听到这句，马上又来了"感觉"，皱起眉头又退回了卫生间。后来婷婷估计是被她妈教育了，再也没唱过这首歌。

玉珍觉得自己可能是吃不干净东西吃坏了肚子。夏天嘛，吃坏肚子不是常有的事嘛。就打算去镇上的卫生院输液。医生先给她查了血常规，一下子查出了好多异常：血白细胞计数 1.34×10^9/ 升↓（正常范围：3.5×10^9/ 升～ 9.5×10^9/ 升），血小板计数 74×10^9/ 升↓（正常范围：125×10^9/ 升～ 350×10^9/ 升）。医生看着报告跟玉珍解释说，她体内负责免疫的"卫兵"白细胞，还有负责止血的"防汛沙袋"血小板都严重不足，非常危险。加上玉珍的高烧和拉肚子还原因不明，镇上的医院怕是无法解决，让她赶紧联系去更好的医院。

玉珍大吃一惊，平常她对自己身体很有信心，哪知这就生了镇上都看不了的重病，顿时吓得腿肚子直转筋。玉珍的儿子找了在上海工作的熟人，一番打听两番折腾，最终住进了感染病科的病房。

问病史、体检结束之后，抽血、拍片又让玉珍结结实实忙活了一下午。下午四点多，在我第三次去找她的时候，终于看到了坐在病床上的玉珍。她的检查结果出来了一些，其中血小板比之前更低了，我得再来关心一下，同时补充问一下病史。

"最近刷牙出血吗？"

"没。"

"那你大便颜色有没有发红发黑？"

"这个不知道。我每天拉好多次，上好卫生间我真是一秒也不想多留，不要说看那个颜色了……不过应该没有吧，厕纸上好像颜色正常。"

我让她撩起衣服裤子，在她身上仔细搜寻。

"山里蚊虫多吗？发烧以前有没有被什么叮咬过？"

"虫子咬是常有的事情。"

"那有没有咬完了身上还留一个黑疤的？"

"这想不起来了。"

"医生，我这发烧拉肚子，就是胃肠炎吧？"这话听起来像是还抱着最后一丝侥幸。

"你发烧温度太高、血小板太低，不太像单纯的胃肠炎，拉肚子可能只是表面现象。不过你放心，我们肯定会尽力找出真正的病因的。"我不想打击她，但是又不能说谎，只好尽力安慰她。

走出病房后，我隐约听到同病房的病友们传授给她"经验之谈"——医生要是每天就查房的时候问候一下，那是好事，说明你病情平稳没啥大事；要是医生一天来关心你很多次，那就得当心了。

办公室里，关于玉珍病因的讨论也在进行着。

"发热伴腹泻，消化道感染还是要首先考虑的。粪常规、粪培养该做还是得做。"

"急性发热伴血细胞进行性减少，肝转氨酶还有点升高，炎症标记物却不高，符合病毒性感染的特点。EB 病毒、巨细胞病毒，这些病毒检测要做一下。"

"会不会是肿瘤？毕竟患者年龄也比较大了。还有风湿病也得考虑，自身免疫抗体得检查。"

"血培养和心脏超声也要做，万一是心内膜炎引起的发热呢？可是炎症标记物不太高，这一点不像。"

"山里农村来的患者，有自然环境和动物接触史，有可能被虫咬过自己没当回事。虫媒病比如立克次体和新布尼亚病毒的检测也要联系。"

"不管怎么说，先用些多西环素吧。从这个病人的生活环境来看，还是很可能有蚊虫叮咬的，不典型病原体可以先覆盖起来。"

……

等待的过程总是煎熬的。由于玉珍的血小板复查还是比较低，我每天都要去关心她几次，每次都能感觉到病友们用"内涵"的眼神交流。为了不给她造成心理负担，我后来都悄悄把她叫到走廊里讲话。

这期间，她的粪常规、粪培养、血培养、自身抗体、病毒抗体、病毒核酸……一项项检查报告的都是阴性。每次和她讲话，她都问我千年不变的问题："我报告怎么样啦？我是什么病啊？"看着她期待的眼神，我都有点不忍告诉她目前还没有明确结论。好在玉珍的血小板没有进一步下降，腹泻的次数也渐渐少了，这让她轻松许多。有一天我还看到她的孙女婷婷在视频聊天里给她唱那首《种太阳》。

终于在她住院第三天的下午，外送的检查结果回来了：新布尼亚病毒IgM 抗体阳性，核酸阳性，立克次体抗体阴性。这下，玉珍发热、腹泻、血小板下降的原因就都可以解释了！

新型布尼亚病毒会引起发热、血小板减少、肝转氨酶升高，有的还会引起恶心呕吐、腹泻、头痛、肌肉酸痛之类的症状。这种病毒主要由蜱虫叮咬传播，而蜱虫主要在山区、丘陵地带等草木较多的地方出没，因此这种疾病的患者也以山区、丘陵地带的农民为主。玉珍大概是在野外被蜱虫叮咬而感染的，但是自己没注意到。蜱虫叮咬之后通常会在人的皮肤上留下一个特征性的黑疤，不过也不一定都有，玉珍就没有这种典型的体征。这种病毒感染通常是自限性的，治疗上也没有针对性的抗病毒药物，一般都是对症治疗。对于重症患者，可能出现严重的出血、多脏器功能衰竭，甚至有可能危及生命，这时就需要多方面的积极救治。玉珍的各项指标没有进一步变差，所以只需要观察监测即可。

重要的是，蜱虫除了传播这种病毒之外，也可能传播立克次体、恙虫病东方体、人嗜粒细胞无形体、巴贝虫等多种病原体，堪称"多面杀手"。其中，尤其是立克次体和恙虫病东方体最为常见，这也是我们在第一时间给她用上多西环素的原因。不过，根据后续各项检查结果以及我们的综合判断，基本排除了这些感染的可能。

告诉玉珍这个消息之后，她一脸惊愕，原来祖祖辈辈生活的地方竟然还有如此有杀伤力的虫子。我们告诉她："防止蜱虫叮咬是最重要的，以后干活得多留个心眼儿，穿上长袖长裤，把袖口和裤脚扎扎紧吧！"

明确诊断是正确治疗最重要的前提。经过几天的对症支持治疗，玉珍的体温逐渐降到了正常，减少的血细胞也恢复正常了。

痊愈出院之后，闲不住的她还是会在山林中劳作，但是对这熟悉的大自然，她比以前又多了一层敬畏。

医生提示

☆ **新型布尼亚病毒是什么**

新型布尼亚病毒即发热伴血小板减少综合征病毒，是我国 2009 年首先发现并报道，并由我国科学家于 2010 年分离鉴定的一种新型病毒（属于布尼亚病毒目）。顾名思义，该病毒引起的疾病称为"发热伴血小板减少综合征"，主要临床表现为发热、血小板减少、白细胞减少，可伴有胃肠道症状，重症病例则可能出现多器官衰竭、出血、休克等。对新型布尼亚病毒目前没有切实有效的抗病毒药物，因此治疗主要以对症治疗为主。

☆ **新型布尼亚病毒是如何传播的**

新型布尼亚病毒主要通过蜱（主要是长棘血蜱）叮咬传播。此外，蜱还可以传播许多其他疾病。

由于长棘血蜱主要分布在丘陵、山地、森林地区，被叮咬的人群常是从事田间生产和户外活动的人群，因而发热伴血小板减少综合征也主要见于这类地区和人群。河南、湖北、山东、安徽、辽宁、江苏和浙江等 7 省的报告病例数占全国的绝大部分，而这 7 个省份的病例也主要集中在部分山区和丘陵地带的农村地区，发病高峰期为蜱虫相对活跃的 5～7 月。类似环境中，还有另一种虫子——恙螨也可以传播许多疾病。

☆ **如何预防发热伴血小板减少综合征**

目前并无可用的新型布尼亚病毒疫苗。在野外，防

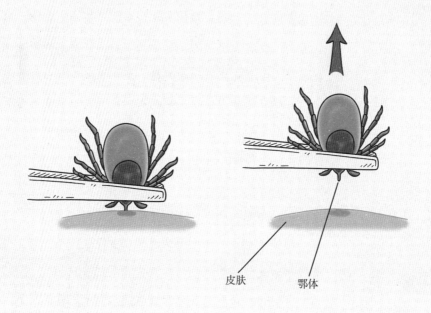

皮肤　　　鄂体

蜱虫口下板有穿刺和附着作用。发现蜱虫附着后，需要第一时间将其移除，同时谨防遗留口器在皮肤内。应使用干净的尖头镊子，在尽可能贴近皮肤表面处将其夹住，保持稳定的力道，不要猛拉或扭转，轻柔而牢靠地将蜱虫向上拔出，然后用酒精或肥皂和清水洗手，对皮肤进行彻底消毒。取出的蜱虫用透明胶带封存，不要挤压、碾压或刺穿其身体，因为其体液中可能含有病原体。

止蜱虫叮咬是预防发热伴血小板减少综合征的主要方法。

○ 着装：浅色调长裤长袖，上衣下摆塞进裤子，裤脚塞进袜子，袖口扎紧，避免留下缝隙。

○ 驱虫剂使用：用驱虫剂涂抹裸露的皮肤，或喷洒自己的衣物和装备。

○ 地理位置：远离灌木丛、生长茂盛的草堆或森林。

○ 检查：野外归来后尽快洗澡，并仔细检查皮肤是否有虫体附着，尤其要注意腋下、毛发间、耳后等隐蔽部位；检查衣物，清洗后可烘干或高温处理，预防蜱虫顺藤摸瓜进入室内。

○ 若发现蜱虫叮咬，应合理移除虫体：用镊子从尽可能贴近皮肤处捏住蜱虫，然后稳稳拔除，避免挤压或折断虫体，否则可能将口器留在皮内。

偶然被蜱虫叮咬并不一定会导致发热伴血小板减少综合征，不必过于忧虑担心，可自我医学观察 2 周，如有发热等不适，应及时就医。

她脑子里"炸开了花"，
医生却盯上了她的手指尖

敷衍了女儿几句后，杨阿姨放下电话，陷入了沉默。屋里只听到窗外北风的呼啸声。

杨阿姨是个勤劳朴实的农村妇女，和丈夫老郑辛劳一辈子，看着女儿果果一路读书、工作、结婚，留在城里，就觉得很幸福。果果好几次让他们去城里同住，杨阿姨怕影响小两口，一直不肯去。生活里有什么事老两口都是自己扛，对女儿从来报喜不报忧。不过这一次，自己恐怕扛不下来了。

今年秋天，不知为何，杨阿姨没来由地开始发烧。原本还以为是天气转凉，在地里干活受了风寒，可是好几顿姜汤喝下去，人却越来越没精神，不要说下地干活，就连在家里准备一日三餐都吃力。面对电话里果果的嘘寒问暖，杨阿姨感觉说话都没力气，推说电视剧快播了，放下电话就蜷在床上。老郑看她满脸通红，一摸额头竟然像火烧一样烫，赶紧扶她去镇里的卫生院。

到了卫生院，护士一测体温，40℃！眼看着杨阿姨坐都坐不住，卫生院的医生意识到事情不简单，赶紧给果果打了电话，让她尽快把妈妈送到市里的医院去。看到一个小时前还惦记看电视剧的妈妈、现在已经烧得糊里糊涂，果果顾不上震惊也顾不上埋怨，载着二老一路狂奔到市里最大的医院。

到医院的时候，杨阿姨脑子已经不太清楚了，隐约知道自己被抱上了病床，床边的医护人员来了一波又一波，还扎了针，随后就昏睡过去了。

"病人几个炎症指标都高于检测上限，很有可能是严重的感染性疾病。结合患者的生命体征，病人现在处于感染性休克的状态，随时都有生命危险。现在要给你们家属发一个病危通知。

病人头颅 CT 显示有多发病灶，结合她的症状、检验结果以及高血压、糖尿病的病史，病人可能同时合并了脑梗死，也有可能是脑子里感染了。初步考虑严重感染的可能性比较大，抗感染治疗目前已经用上，但是说实话，这样的病情多半凶多吉少，如果有条件的话，建议你们去上海看感染病科。"

一番颠簸，到了上海。在感染病科胡教授的诊室里，果果和爸爸双手递上杨阿姨的检查报告和胶片。胡教授看了，考虑是感染播散引起多发脑脓肿导致的高热和昏睡，但是这脓肿的病因是什么，是从哪里进入人体的，还需要琢磨。

"病人有糖尿病，本身确实容易感染。平时血糖控制得怎么样？"胡教授问。

"平时……不……太测血糖。"老郑这语气，一听就带着水分，估计是基本没测过。

"啥？那我给我妈买的那些测血糖的试纸条还不都过期了？"果果又急又气。

"这不挺贵的嘛……你妈不舍得用。"老郑说话声音越来越小，像是自己做了错事。

"那发病前有没有拔牙、受伤之类的情况？"胡教授看到这里，心里已经明白了大半，赶紧用下一个话题避免尴尬。

"没有，她牙口一直不错的，也没受过伤。"老郑这回语气比较坚定，声音也大了起来，看样子说的应该是实话。

"你再想想。一时想不出就回去慢慢想。病人的病情比较严重，也比较复杂，先住院吧。"胡教授说。

住进感染病科以后，医生给杨阿姨安排了无缝衔接的各项检查。虽然病因还没有明确，但医护人员们专业尽责的态度和良好的医德医风让杨阿姨一家人安心了不少。

第二天下午，胡教授来查房。给杨阿姨做了体格检查之后，他发现病人脖子比较僵硬，医学术语叫作"脑膜刺激征阳性"，是脑膜炎的特征性体征；而且在一个手指尖和脚底板上还各有一块瘀点！

"肢端瘀点，有可能是化脓性小动脉栓塞！"

"有高热、头颅多发病灶、脑膜刺激征阳性、肢端瘀斑，考虑细菌感染经血流广泛播散，需要警惕心内膜炎！"

"病人已经高热4周，现在炎症指标比前几天当地验血更高，病情危重，刻不容缓！"

"床位医生联系下，尽快把心脏超声做上，头颅MRI要复查，看有没有变化，再准备一下腰椎穿刺，脑脊液送检项目要全！"

心脏超声的结果一出来，果然符合预测：感染性心内膜炎，二尖瓣多枚条索状赘生物，最大长度27毫米。而头颅MRI的结果比在老家市医院的片子还要严重些：双侧脑实质内多发的病灶比当地就诊时的病灶更大、范围更广，简直像是满脑子"炸开了花"。

感染性心内膜炎，细菌栓脱落、继发脑脓肿！病情严重，医生再次向杨阿姨的家人告知了病危。

其实我们平时多多少少都可能会遇到细菌入血的情况，比如刷牙造成牙龈轻微损伤和出血，难免有一过性的少量细菌入血。只要人免疫力正常，心脏瓣膜结构也正常，身体的免疫系统很快就可以消灭这些小股的"敌人"。

杨阿姨的糖尿病病史很长，但她基本处于"不作为"状态：一没有监测血糖，二没有规范治疗，这对她的免疫功能造成了很大影响。细菌在高血糖的环境里很容易增殖，进而黏附在心脏瓣膜上，并造成瓣膜损坏，形成感染性心内膜炎。随着瓣膜的开合，细菌栓脱落进入颅内，就会继发多发的脑脓肿。

这时，老郑也认真地跟胡教授汇报了一个情况："胡教授您之前问的受伤，我们捋了一下，不知道这个算不算：今年入秋以后，天气凉了，她有点腿痛，当时找了我们村里的郎中给针灸过几次。"

"针灸的时候消毒做得怎么样？"

"那个针他拿酒精棉擦过的，应该是干净的吧？他那边一直都是这么弄的。"

在场的医生们迅速互相交换了眼神——酒精棉消毒，达不到无菌的程度，这样的针刺入皮肤，很容易把外界的，尤其是皮肤表面正常定植的细菌带到组织深处。细菌突破了皮肤这道"天堑"，在病人免疫力下降的情况下，就会"如入无人之境"。虽然还不能说针灸和这次感染之间有绝对的因果关系，但这确实是个值得高度怀疑的病因。

患者的血标本和腰椎穿刺的脑脊液标本送检了微生物培养，但是可能由于当地已经用过抗感染治疗，并没有得到阳性结果，幸好标本同时送检了灵敏的病原基因检测，检出了大量金黄色葡萄球菌的核酸序列。而这一细菌正是皮肤表面的正常菌群成员，也是引起心内膜炎的最常见病原体。

明确诊断之后，感染病科医生又请来心脏外科和神经外科医生对杨阿姨的心内膜炎和脑脓肿进行会诊。心外科医生考虑患者的瓣膜功能和心脏功能尚可，建议继续抗感染内科保守治疗，待感染稍控制以后再评估手术指征；神经外科会诊医生认为患者颅内病灶位置深、数量多，此时手术风险太大，也建议先行积极抗感染、降低颅内压等治疗。

经过两周精准的抗感染治疗，杨阿姨的病情明显好转了。烧退了，神志清楚了，四肢有力气了。

又过了两周，医生给杨阿姨复查了心脏超声和头颅 MRI，发现心脏瓣膜赘生物和脑脓肿都缩小了。此时，杨阿姨也能下床活动、平稳走路，可以出院回当地继续巩固抗感染治疗了。虽然右手的力气还没完全恢复，但是她已经攒着果果新买的血糖仪，张罗着要跟医生护士们学习测指尖血糖了。

相关案例

这段时间小王在赶一个项目，这个档口，却偏偏开始反复发热。但是上班实在太忙，抽不出时间去看病，小王就在家里翻出点"头孢"，体温上来了就吃两片，很快就会退烧，但过几天又会发热。几个星期以后，整个人身体越来越虚，他终于熬不住了，来到感染病科门诊看病。医生当即给他开了心脏超声检查，结果出来，吓了他一大跳：感染性心内膜炎。听从医嘱，小王尽快办理了住院，经过抗感染和手术治疗后顺利康复。

小张原来是羽毛球爱好者，长期坚持打球，身体一直很棒。可最近不知咋的，经常感到胸闷气喘，爬个二楼都得歇半天才能缓过来。小张越想越觉得不对劲，于是就去了医院。医生给他查了心脏超声，发现竟然是感染性心内膜炎——细菌长在了心脏瓣膜上。他回想了一下，这半年确实偶尔有低烧的情况，但都不严重，热度可以自行消退，自己也就忽视了。医生说他的症状非常符合心内膜炎。经过积极抗感染以及手术治疗，小张康复了。

☆　感染性心内膜炎通常有哪些症状

　　感染性心内膜炎最常见的症状是发热，一般是反复发热，若为敏感细菌导致的心内膜炎，短期抗感染即可退热，但由于心脏瓣膜赘生物会持续释放病原体，因此短期用药后停药可再次发热。发热常伴有畏寒、厌食和体重下降，其他常见症状包括乏力、头痛、肌肉酸痛、关节痛、盗汗等，有 20% ～ 40% 患者存在肢端皮肤瘀点。如感染未及时控制，可能引起感染性休克。

☆　感染性心内膜炎可能有哪些并发症

　　心脏瓣膜被感染后结构遭到破坏，功能受损，可能引起心功能衰竭，表现为气促、水肿、活动耐量下降、夜间不能平卧。瓣膜上含有病原体的赘生物脱落，可随血流播散至身体各处，可能导致脑、肾、脾等器官的梗死和脓肿，椎骨骨髓炎，化脓性关节炎，腰肌脓肿等。

☆　感染性心内膜炎怎样治疗

　　治疗感染性心内膜炎的基石是明确的病原学诊断。不同致病菌的药物敏感特性不同，明确后才能针对性用药。务必进行足疗程药物治疗，否则有复发风险。除药物治疗之外，相当一部分感染性心内膜炎患者需要手术治疗，切除病变的瓣膜和赘生物，彻底清除感染灶，换上人工瓣膜。但这并不是治疗的终点，手术后依然需要继续用药抗感染 4 ～ 6 周，甚至更久。

Part 2

"铁手何"阅鱼无数，

一根刺让他遭遇"滑铁卢"

在城西海鲜市场，老何的海鲜摊位已经经营了十多年，零售批发、宰杀加工，全靠老何唱主角。

因为戴手套工作不方便，他喜欢轻装上阵，赤手干活。四季轮回，岁月更替，老何一双赤手早已练成了"铁手"，刀工也越发精湛。刮鳞、去内脏、剔骨、切片，一把银刀上下翻飞，刀法娴熟如行云流水。"铁手何"的名声广为流传，他的海鲜生意也越来越兴隆。

这天，老何如往常一样在鱼摊忙活，一不小心，左手中指被鱼刺扎了一下。这十几年经营海鲜生意，被鱼刺、蟹钳或是虾枪戳到手是常有的事情，过几天自然就会好，对此他并没在意。这时一个负责大酒楼采购的老客户要来挑选龙虾，老何简单挤了挤伤口，用水冲了冲，就赶紧前去招呼生意。

第二天早晨起来，老何感觉伤口隐隐作痛，看了看还稍微有点红肿。不过相似的情景在老何这十余载生活中早已司空见惯，他并没放在心上，照常开始了一天的生意。

忙忙碌碌又过了两三个星期，老何都快忘记伤口的事情了。有一天干活的时候，老何左手被打挺的鱼撞了一下，突然觉得手指头痛得厉害。仔细一看，还是上次戳破的地方，红肿愈发明显了。旁边收钱的妻子看到了，问他要不要去医院看看。老何连声说不用，心想：他可是有名的"铁手何"，鱼刺扎一下有什么好去医院的，大不了吃点药，总归会好的。收了摊之后，老何在回家路上去药店买了盒"头孢"。

断断续续地吃完了一盒药，老何发现伤口还没有好转的迹象，手指头肿得像腊肠，手掌也像加了酵母的面团一样"发"了起来，整个左手回不过弯也抓不了鱼。作为一个和海鲜打了十几年交道的人，手被鱼虾扎伤没有上百次也有几十次了，每次都是几天就好，这次怎么就这么凶呢？老何搞不明白。眼看着家里的"顶梁柱"要顶不住了，妻子也慌了，赶紧带老何到县医院看病。

医生看了老何的手，说肿得太厉害了，需要"切开减压"，于是给他做了左侧掌面肿胀处切开，放出了一些白色脓液，还开了几种抗菌药物让他回去吃。手术当天，老何感觉手没有之前绷得那么厉害了，但是过了两天又开始和之前一样痛，吃了药也没有好转，饶是真的铁手也受不了了。

"这样下去，手不会烂掉吧！""我在网上看到新闻，有人也是弄鱼被扎了，后来说是很厉害的细菌感染了，最后截了肢才保住命呢！""对对！我也看到了，那人一条胳膊都黑了！"亲戚朋友七嘴八舌的议论，让老何一家陷入了深深的焦虑和担忧之中，老何和妻子再次走进了医院的大门。

"效果不太好啊，估计不是一般的感染。"医生皱了皱着眉头，"到大医院看看吧"。老何看医生的表情，越发觉得事情不简单："大医院？到咱们县医院看病我都抓瞎，到大医院肯定更是哪也找不着。"

县城地界小，这个医生也在老何家买过几次海鲜，不算熟人也算认识。医生打了几个电话帮他问了下，向他推荐了同事曾经进修过的一家医院的感染病科，说是进修期间见过那边成功处理了不少疑难复杂的感染。于是，心急火燎的妻子开车带老何赶来上海，到了医院，幸运地挂上了感染病科潘教授当天的最后一个号。

此时距离老何被鱼刺扎伤，已经过去快 5 个月了。当时扎破的那个小伤口已经化了脓，整个手指头肿得像腊肠一样，手掌也肿得老厚，皮肤绷得很痛。难受得唉声叹气的老何举着受伤的左手进了诊室——手举得高一点，胀痛的感觉会稍微好一点，刚说了一句"鱼刺扎了一下"，潘教授就明白了："哎，怎么又来了一个！"

原来，经常有很多复杂的皮肤软组织感染患者慕名来到这里，少见病原体的感染在这里似乎也成了"常见病"。科里已经诊治了几例和老何类似的病人，都是鱼虾刺伤之后的慢性感染，罪魁祸首都指向一种慢性、低毒力的病原体——非结核分枝杆菌。

潘教授耐心地对老何解释说，他很可能是水产品刺伤后继发了非结核分枝杆菌的感染。和一般的皮肤感染大不相同，这种菌对一般的药物都很耐药，所以老何前前后后用了很多药也不见好。但是这种菌的毒力并不强，所以即使老何局部感染已经很严重，但仍然没有发热、头痛等全身症状，当然也不排除还同时存在其他病原体混合感染的可能。目前需要先住院，尽早明确感染的病原体，再做针对性的治疗。至于亲戚说的截了肢才保住命的病例，那人感染的应该是比较凶险的"创伤弧菌"，也是来源于水产品的一种细菌，不过和老何的感染应该不是一回事。

老何听得似懂非懂。不过他没想到，折腾了自己这么久的大难题，潘教授看了一眼就有了方向，感觉吃了一颗"定心丸"，赶紧办理了住院。住进感染病科病房后，医生在第一时间采集了老何手指伤口处的脓液，送检了最先进的病原基因检测技术，迅速锁定了方向——海分枝杆菌，正是之前考虑的非结核分枝杆菌中的一种。

面对着老何一家的满脸困惑和担忧，潘教授给他们解释道：这种菌在淡水、海水中普遍存在，可以从皮肤破损处侵入、引起感染，像老何这样被水产刺伤就是典型的感染方式。由于病理变化是"肉芽肿形成"，而且更多人是在清理热带鱼鱼缸的时候被感染，所以这个病又有个名字叫"鱼缸肉芽肿"。这个菌的毒力不强，所以症状明显的患者不多，算是个少见的感染，老何的情况属于"常在河边走，终于湿了鞋"。这种感染一般都是慢性的：加重慢，好转也慢，普通抗感染药物都基本无效。不过这个科之前收治过不少类似的病例，经验比较多，患者治疗效果大部分都比较好，所以医生告诉老何无须太紧张。

老何一家人听得似懂非懂，不过他们总结出了中心思想——这回确诊了，手有救了。

针对这种少见病原体的治疗，感染病科团队已是驾轻就熟。科室非结核分枝杆菌亚专科团队汇聚临床医生、临床药师以及微生物学专家，对最新的国际指南、文献及药敏试验进行汇总讨论后，制订出了针对老何的最优的多药联合方案。考虑到老何的中指肿胀明显，炎症已深入骨髓，单纯药物治疗可能不够，医生又迅速为其安排了骨科会诊和手术，进行彻底清创引流和粘连松解手术，术后病理和病原检测也都进一步印证了海分枝杆菌的感染。

诊断明确了，治疗方案有了，老何心里的石头总算落了地。每天口服药、伤口局部换药、高压氧治疗三管齐下，可是等待治疗效果的过程却令人煎熬。老何整天盯着自己仍然像腊肠一样的手指头，盘算着"铁手"何时能重振江湖。医生安慰他说，术后消肿也需要时间，而且非结核分枝杆菌感染的疗程都比较长，一般需要几个月的时间，要做好打持久战的心理准备。

果然，过完第一周，每天查房都会听到老何报告的好消息：纱布上的渗液少了，手掌没那么"紧"了，指头好像细一些了……之前少言寡语的老何，开始经常操着他做生意的大嗓门跟病友传授他处理海鲜的独家绝活。考虑到用药时间长，医生同意老何带药回家治疗，定期再回到门诊复查。

两个月之后，老何中气十足的大嗓门在潘教授门诊门口响起，和初诊时的唉声叹气已经判若两人。原来，他的伤口已经完全愈合了，原来的伤口和缝线的痕迹像是刻在手上的勋章，也让他"铁手何"的称号更加名副其实。老何说，他的海鲜摊位已经重新开始营业了，只是现在干活必戴手套，"铁手何"已经变身"手套何"了。

相关案例　作为一名老饕，老叶对鳜鱼情有独钟。去年 12 月，老叶在菜市场精心挑选了一条鳜鱼，清洗时不小心被它背鳍上的尖刺刺伤了手指。当时只觉得隐隐的疼痛，没太在意，不料几天后整个手掌都肿了起来。老叶这才意识到问题的严重，辗转找到感染病科胡教授。胡教授考虑可能是鱼刺刺伤后的慢性感染，给他取了深部的脓液进行了培养，明确是非结核分枝杆菌感染。幸运的是，尽管老叶手背和手臂都有点红肿，但针对性的抗感染治疗效果不错，躲过了手术这一劫。经过半年多的用药，老叶的手掌已经恢复如初，又可以游刃有余地烹制自己喜欢的饭菜了。

今年 46 岁的老高就没有那么幸运了。几天前，酷爱海钓的老高在钓鱼时不慎被鱼钩刺伤，右手臂感觉有点红肿麻木，当晚就发起了高烧，不仅呕吐、大汗淋漓，右手臂的肿胀还眼看着越来越厉害。家人赶紧把他送到医院急诊，医生诊断老高为"骨筋膜室综合征伴感染性休克"，立刻给他做了右上肢骨筋膜切开手术，术后老高被转入重症监护室，同时感染的组织化验出了"创伤弧菌"。医生告知老高家属，创伤弧菌是一种致死致残率极高的凶猛细菌，被称为海洋中的"无形杀手"，创伤弧菌在健康人中的发病率极低，但老高有乙肝、肝硬化，所以对创伤弧菌的抵抗力明显降低。后来，由于老高右手臂组织坏死严重，不得已做了截肢手术。

医生提示

☆　处理海鲜有风险，"铁手"也需戴手套

水产品可能携带水源性病原体，水暴露相关感染的病原体谱与一般皮肤软组织感染的病原体谱不同。有些病原体如创伤弧菌感染后进展迅速，病情凶险；有些如非结核分枝杆菌感染后诊断困难，常常迁延不愈，还有诸如迟缓爱德华菌、嗜水气单胞菌、红斑丹毒丝菌等特性不一，但都可以引起皮肤软组织感染。清理水产品时，需谨慎小心，建议佩戴手套。皮肤有伤口或破损时，应避免伤口接触水或水产品。

☆　伤后不能"马大哈"，恰当处理防恶化

如果被水产品刺伤，需采用碘伏或氯己定溶液浸泡消毒，保持伤口清洁干燥。如创口内有异物，需及时取出；若刺入异物较深或伤口处出现红肿热痛，继发感染时，应及时去医院诊治。已发生感染的患者，不同病情、不同表现、不同伤期需专科医生综合分析，分别采用针对性药物治疗或清创处理。建议患者不要盲目自行用药、自行清创或用草药外敷。

☆　海分枝杆菌广泛存在，治疗还需有耐心

海分枝杆菌广泛存在于淡水、海水等水体中，尤其常见于静止的水体，如鱼缸、未经消毒的游泳池等，年发病率约为10万分之4，多见于渔民、水产从业者及游泳爱好者。被淡水或海水水产品扎伤，或破损的皮肤伤口等接触淡水、海水均有可能发生感染。一旦发生感染，通常需要2～4种药物联合抗感染治疗。疗程暂无统一标准，中位治疗时间约为3.5个月，具体情况根据病灶严重程度、范围大小、侵袭深度、宿主免疫状态而改变。不少文献建议，在皮损成功愈合后，还需继续抗感染治疗2个月。对于并发骨髓炎的患者，建议联合外科清创治疗。

☆　概率虽然低，创伤弧菌需警惕

创伤弧菌可导致人体出现严重甚至致命性的感染，但在健康人中发病率低，因此即使不幸被海产品刺伤，也不必过分恐慌。但如果存在肝硬化、酗酒、血色病、糖尿病、肾衰竭、器官移植状态、肿瘤放化疗、糖皮质激素/免疫抑制剂治疗、脾切除术后、HIV（人类免疫缺陷病毒，以下简称HIV）感染等易感因素时，感染风险会大大增加。

创伤弧菌感染途径主要有两条。一是生吃或食用未完全煮熟的海产品，如龙虾、蛤、蚌、鱼、刺身等，寄生在海产品中的创伤弧菌通过消化系统进入人体。二是因破损皮肤接触到污染的海水或海产品导致感染。因此海鲜最好煮熟吃，皮肤破损时注意不要接触海鲜或海水。如怀疑创伤弧菌感染，务必紧急至医院诊治！

一位医生被狗咬伤后的
一百个日夜

周一下午，胡教授特需门诊的就诊患者人数总是最多。看了40个患者之后，在一旁帮他抄方的我忍不住打了个哈欠。

来感染病科普通门诊看病的，有一半是疑难杂症；而来感染病科特需门诊看病的，基本都是经其他医院和我们医院普通门诊筛选过的疑难杂症。在看过百十来份住院资料和几十千克影像胶片之后，8月的夕阳也终于熬不住，不知何时悄悄落山了。只有叫号屏幕不知疲倦地发声："感染病科特需门诊，第41号，请至1号诊室就诊。"

"胡教授，我一个多月前被大型流浪狗咬了，打过狂犬病疫苗。后来有发烧，伤口红肿渗出很明显，还有腹股沟淋巴结肿大。做过两次清创和一次腹股沟淋巴结活检，淋巴结检出了非结核分枝杆菌，治疗后退了烧，但伤口愈合得不好。这是我的资料。"

我不免有些惊讶，如此简明而有重点地叙述病史的人，很可能是同行。一抬头，患者条理清晰的谈吐掩饰不住她的一脸焦虑。

"我是麻醉科医生。"患者似乎猜到了我的想法，补充道，"给你们看下伤口吧。"

她撩起宽松的裤脚管后，胡教授和我都吓了一跳：盖在右侧膝关节上的纱布浸透了淡红色的血水，纱布翻开能看到关节外侧有两处伤口，伤口边缘一圈还肿着，又被渗出的液体渍得发白，在周围大片深色淤血的对比之下显得脆弱而突兀。伤口像是狭窄的洞口，内部却又大又深，"山洞"底面是鲜红脆嫩的肉芽组织，表面有一层渗出液亮晶晶的。显然，这两个伤口就是犬咬后留下的两个犬齿咬痕。而"山洞"里缺失的部分，是两次清创手术去除了没有活力的组织后造成的空洞。恐怖的创口让人联想到大型犬类的尖牙和咬合力，简直让人不寒而栗。

咬伤的处理是很复杂的，不管是人咬伤还是动物咬伤，除了必要的外科处理之外，还需要很有难度的内科抗感染治疗：口腔中微生物种类繁多，并且可随食物的变化而变化；而流浪动物食物来源复杂，处理起来的困难程度可想而知。

这个患者的资料显示，她在当地已经住过院并且做过两次清创手术，前后用过很多种抗菌药物，但是伤口感染并没有很好地控制住。炎症经过淋巴系统汇集到腹股沟淋巴结，引起腹股沟淋巴结肿大。当地医院已经很尽力了，为了明确病原学诊断，给她取了肿大淋巴结的活检，并且送去做先进的病原基因检测。这是一种新兴的微生物检测技术，不同于传统的培养技术需要等待微生物生长到一定数量（有时候需要几十天）才能鉴定，这种技术可以直接检测病原微生物的基因，在 48 小时之内给出检测报告，而且还能检测出传统培养技术无法养出的微生物。当然，这种检测不便宜，一般要三四千元。

这个患者的手术没有白做，钱也没有白花，淋巴结鉴定出了脓肿分枝杆菌。这是一种非结核分枝杆菌，也是臭名昭著的结核菌——结核分枝杆菌的

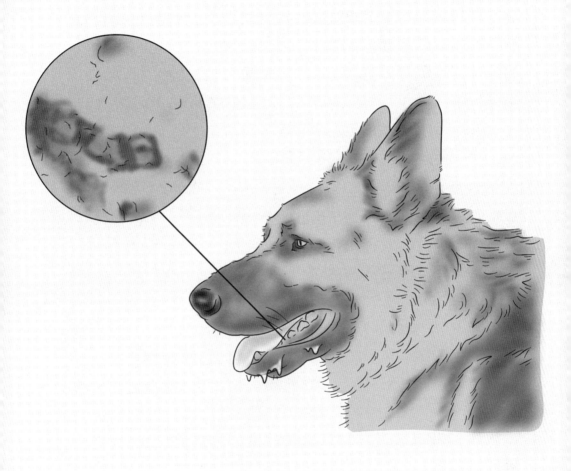

犬类口腔可携带多种病原体，包括但不限于多杀
巴斯德菌、犬咬嗜二氧化碳噬细胞菌以及各种口
腔厌氧菌。当然，最可怕的是狂犬病病毒。

"表兄弟"，可以感染肺部、皮肤软组织，甚至脊柱等，但通常免疫力正常的人不大容易感染。一般来说，这种菌不是口腔中大量存在的常见菌，但流浪犬的口腔可能是这个星球上成员最为复杂的一块微生物聚集领域。在这种情况下，具体菌种的鉴定费时费力——需要培养数十天才可能鉴定出结果，而治疗极为复杂——普通抗菌药物对它无能为力，需要多种抗菌药物联合，而且疗程长，有时甚至需要数年的治疗。这种感染在相当多的医院里都算得上罕见病，不过我们医院感染病科已经诊治了数百例，这位患者有同行之便，打听到这里来确实是走对了地方。

这个患者被流浪犬咬伤，除了常规抗感染治疗能搞定的细菌之外，不幸感染了"非主流"的非结核分枝杆菌，又幸运地遇到了尽心的医生帮她多次清创又活检，明确诊断了这种少见的感染。这个患者的四药联合抗感染治疗方案也算周全，用药后发热症状已解决，但是用了一个月药之后伤口感染仍然没有控制。当地医生显然也非常困惑，给她完善了验血以及胸部、腹部和盆腔的检查，生怕遗漏了其他部位的问题引起的感染迁延不愈。不幸中之幸运的是，除了这个咬伤之外，这位同行身体还真的没有其他问题。

这个伤口，是不是还感染有其他病原体，逃过了最先进的检测技术而没有被发现？流浪犬还可能携带什么病原体？

良久，胡教授说："你的病情真的很复杂，想要弄清楚，还需要做些检查。"

患者马上说："胡教授，我知道我这个病难在诊断而不是治疗，我也知道难诊断的病是你们内科系统最难的病，之前的医生已经尽力了，而且我清楚大部分医院的医生应该也只能做到这种程度了。我打听了很多同事，都说您这里看疑难杂症很出名，所以想到您这里试试。"作为医生，她是敏感的，敏感于病情的变化，敏感于同行们的状态；作为患者，她是无助的，无助于疾病的进展，无助于以前医生尽力而为后的无能为力。我们本来是同一个战壕的战友，共同帮助患者应对疾病这个敌人。而现在，战友被敌人所困，向我们投来全部的信任和最后的求助，我们唯有全力以赴。

"住院治疗吧！"胡教授语气坚定。

"好的，谢谢您！"患者的语气中充满感激。

第二天，主任大查房开始了。

"主任查房，住院医生汇报下病史。"

"3 床是昨天来的新病人，49 岁女性，因右下肢被犬咬伤后红肿渗出一月余入院……"

每隔 1 ~ 2 天，胡教授都会到病房查房。其实在临床工作中，教授查房每周一次即可，但感染病科的病人太过复杂，且多是辗转而来寻求最后希望的，我们没有退路。胡教授因为查房，不知推掉过多少次开会、采访、领奖，为的就是不错过患者的病情变化。不过令他欣慰的是，感染病科的年轻医生们成长很快，即使面对疑难杂症，很多人也都能独当一面了。

"犬咬伤后可能有哪些感染，大家分析一下。"

"链球菌是口腔常见菌，如果是溶血性链球菌，毒力较强，会引起高热、伤口明显化脓等急性症状，且对常见抗菌药物均敏感。但本患者仅有低热，伤口化脓等不明显，多种抗感染药物效果不佳，因此不太符合。"

"巴斯德菌是猫狗咬伤感染的常见病原体，也会引起伤口红肿化脓等症状，但一般抗菌药物均可治愈，所以可能性不大。"

"犬咬嗜二氧化碳噬细胞菌……"

"厌氧菌……"

微生物种群庞大而复杂，存在于何处、引发的症状和治疗方案都各有不同，完全不是大众常说的"吃点头孢"就能解决的。想成为一名合格的感染病科医生，既需要有庞大的知识储备，更离不开持续不辍的学习和执着的探索精神。

"大家分析得都很好。流浪犬口腔菌群复杂，检出的非结核分枝杆菌就已经能够证明。大家分析的感染都可能，但结合患者的用药，应该还有其他没有覆盖到的病原体。我们拓展一下思维，这个病人的结核感染指标（T-SPOT.TB）结果是 A/B=27/32[※]，这个结果说高不高，说低不低。目前胸部 CT 正常，也就是排除了结核最常见的形式——肺结核，是否有伤口结核菌感染的可能呢？

大家想一下，一个世纪前，穷人们营养状况差，容易感染什么？痨病，也就是结核，这是当时社会很严重的传染病。野外生活的动物也有感染结核的报道。流浪犬朝不保夕，营养状况差，是不是也容易感染结核，进而通过咬伤传染给患者呢？我们先继续治疗有明确证据的感染，同时完善检查，尤其是血和伤口渗出液的微生物学检查。"

患者的伤口还在大量渗出，局部还出现了可疑的脓肿，在我们的建议和鼓励之下，患者同意并完成了超声引导下经皮穿刺脓肿引流，引流出了血性的液体。本着"疑难病例不浪费任何标本"的原则，我们把患者的渗出液和引流液都最

※　T-SPOT.TB 全称为结核感染 T 细胞斑点试验。该试验通过检测被结核分枝杆菌特异的早期分泌靶抗原 6（ESAT-6，A 抗原）和培养滤液蛋白 10（CFP 10，B 抗原）分别刺激后释放 γ- 干扰素的效应 T 淋巴细胞数量，以辅助诊断结核感染。正常范围为二者都小于 6。

大化利用起来，送去做各种检查，不放过任何一丝可能的希望。但分枝杆菌培养需要几十天，这又是漫长的等待。

在没有其他证据的情况下，仅靠 T-SPOT.TB 这一个指标加用抗结核治疗是需要勇气的，毕竟抗结核治疗有副作用，而即便真的是结核，抗结核治疗显效也需要比较长的时间。但是患者那丝毫没有愈合趋势的伤口就像一双眼睛，每天盯着我们。我们理解患者的痛苦，和她随时间呈指数级增长的煎熬。我们决定：先不使用一线抗结核药物，而是加用一种强效的二线抗结核药物利奈唑胺，它的妙处在于可以同时抗结核分枝杆菌和非结核分枝杆菌。

患者虽然纠结于没有明确诊断，但也接受了这个方案。由于分枝杆菌培养需要几十天，而医院的环境不利于患者的休息和康复，胡教授建议患者带药出院，回家好好调养。我们能感受到患者的不甘，毕竟两个月病痛折磨下来，她和她家人的耐心已经消耗得所剩无几，这次满怀希望的求助，以短短几天的住院和加用一个口服药结束，她满脸写着焦虑和质疑：这个药，有那么神吗？

胡教授说："说实话，我没有 100% 的把握，但是我有 80% 的信心。"好在作为同行，她虽心有不甘，也还是同意了胡教授坚持让她出院，一边治疗一边等结果的决定。

在办公室里，避开患者，胡教授说："她在医院里等待结果，只会徒增她的焦急，这一点，100% 不利于她的恢复。"

一个月之后，我们盼星星盼月亮终于盼来了渗出液培养的结果：结核分枝杆菌阳性！是结核！这个狡猾的敌人逃过了最先进的检测技术，终于被我们坚持不懈多次送检传统方法——微生物培养给逮到了！

所以患者是混合感染：患者被狗咬伤后除了常见细菌之外，同时感染了两种"非主流"病原体：两种分枝杆菌——结核分枝杆菌和非结核分枝杆菌，但基因检测只检出了后者，因此仅针对后者的治疗不能让患者彻底好转。而前者的感染若不加治疗，随着时间推移会消耗掉她所有的精气神，甚至有生命危险。

还有比走在大马路上被狗咬更倒霉的事吗？还真有，就是遇上一条患有结核病的狗！

听说曾有一个网络热词叫"喜大普奔"，就是喜闻乐见、大快人心、普天同庆、奔走相告。那一天，整个病房都在"喜大普奔"。我们赶紧电话联系了患者，告诉她这个好消息。而患者也回赠了我们一个好消息：加药之后，她的腹股沟淋巴结明显缩小了。

我们给患者进一步调整了治疗方案，规范进行抗两种分枝杆菌的治疗。每次复查，患者都会带来好消息：渗出减少了，伤口缩小了，炎症标记物下降到正常范围了……10月中旬，她的伤口完全长好了，巧的是，这一天距离她被狗咬伤刚好一百天。

后来我在一次胡教授主办的全国会议中又遇到了她。卸去了满面愁容，她已经重新开始上班，回到常规麻醉穿插突发抢救的正常工作节奏之中了。她说经过了这一次意外，她对病痛的生命有了更多的理解和共情。

相关案例　　老孟养了一只狸花猫。有一天老孟不小心被狸花猫抓伤，随后出现颈部淋巴结肿大。他以为患了癌症，自己悄悄去医院做了检查却没有发现肿瘤依据。经人介绍来到我们医院感染病科，医生们通过检查发现他感染了巴尔通体。经过规范治疗，老孟的淋巴结肿大明显好转。

医生提示

随着萌宠的普及，很多人已经把动物当作亲密的家庭成员。但是为了人与动物和谐相处，我们有必要了解动物可能携带的病原体并且做好预防。以下是常见宠物可能引起的感染性疾病：

○ 狗：狂犬病、包虫病。

○ 猫：猫抓病、弓形虫病。

○ 鱼：创伤弧菌、海分枝杆菌感染。

○ 鼠类：鼠疫、鼠咬热。

○ 兔子：巴斯德菌感染、兔热病。

○ 鸟类：禽流感、鹦鹉热、隐球菌病。

○ 猪、羊：布鲁氏菌病、甲型 H1N1 流感。

○ 乌龟、蛇：沙门菌感染、舌形虫病。

被宠物咬伤或抓伤后，要及时就医处理。之后也要密切观察伤口情况，一旦发现病情加重，要尽快到感染病科门诊就诊。

两件婚服，
藏着她不说出口的爱和伤痛

国庆长假结束后第一天，正好轮到我出门诊。节后的就诊高峰从不缺席，在连续讲话近 4 个小时之后，我感觉舌头都要打结了。

"待诊病人列表"终于空了，我正准备趁着空档去扒两口饭的时候，列表里突然又跳进来一个新的待诊，但是呼叫了 3 遍也没人进来。正当我犹豫是先吃饭还是再等会的时候，诊室的门被推开了一个小缝，一个六十多岁的男人探头进来，一边擦着汗，一边挤出讪讪的笑："医生，我家病人腿脚不好，不好意思，马上到，马上到。"说完便又跑开了。

不知怎的，我突然想到高中时候，晚上做功课，我爸妈会在门口等好久，终于等到我换一本练习册这种空档的时候，他们会小声问我要不要吃点什么。

过了大约两分钟，刚刚探头讲话的男人进来了，这回是搀扶着一个年龄相仿的女人慢慢挪进来的。女人右腿应该是不太敢着地，右边身体全靠男人撑着，右腿偶尔吃了下力，她就会露出痛苦的表情。待女人坐定，男人从包里掏出厚厚一叠外院就诊资料递给我。在他们的讲述中，我逐渐了解了事情的原委。

女病人姓陶，姑且称她为陶阿姨。陶阿姨今年60岁，是纺织厂的退休工人，男人是她丈夫老刘。老两口的儿子小刘在美国工作，准备年底在那边办婚礼。新冠肺炎疫情导致老两口飞去美国参加儿子婚礼的计划泡了汤，但小两口也不愿将婚礼延期。权衡之下，小两口打算办一场中式婚礼。陶阿姨一听来了精神，准备拿出看家本领，亲手缝制两件中式礼服送给小两口。从4月份开始，陶阿姨就忙开了：从选布料到定版型，从刺绣到盘扣，全部亲自动手。每天从早干到晚，连广场舞都不去跳了。还惹来了老刘的抱怨：

"都什么年代了，还自己做衣服。网上买的不比你做的好看，还便宜？"

"你懂什么！自己做的和外面买的能一样吗？你看我挑的这料子，这金线，你再看我这绣工！我师傅当年可是绣过国礼的，那些机器绣得粗针大线能和我这个比？更重要的是心意！心意！明白吗？算了算了，说了你也不明白。"

"你这天天在那儿缝啊绣啊的，本来眼睛好好的，现在手机短信都看不清楚了。"

"只要儿子媳妇开心就行，你别管了，你自己去跳广场舞！"

8月底，礼服终于快做好了，陶阿姨不厌其烦地检查细节，将各色缝线穿好针放在旁边备用。弄好一处之后，她把礼服铺在床上，爬上床正要抻平大襟，右边膝盖突然传来一阵刺痛。她顿时惊呼起来。原来，是她不巧跪到了针上，针尖戳破膝盖了。老刘闻声从客厅跑过来，一边埋怨陶阿姨，一边把针拔了出来。针扎得有点深，但没怎么出血，也没影响走路。

谁知两天以后，陶阿姨早晨醒来突然感觉右膝盖疼，挽起睡裤发现膝盖已经肿了，摸上去还有点发烫。老刘骑车载她去了附近的社区医院，医生给打了一针"破伤风"，又开了两盒"头孢"让回家吃。

吃了5天的"头孢"，陶阿姨的膝盖还是疼，而且还红肿得更厉害了，像个红糖馒头。9月初，老刘带着陶阿姨到了当地的市人民医院，住进了骨科病房。超声检查中发现她关节腔有很多积液，医生当场就给做了穿刺引流，抽出了约1/4纸杯黄黄的、黏糊糊的脓液。医生把脓液送了各种检查，但气人的是一个阳性结果都没有。脓液抽了又长，再抽还长，医生说是考虑感染，但前前后后换了好几种抗菌药物也没效果。于是住院两个星期以后，医生给陶阿姨做了关节镜下的关节腔探查清创和引流手术。

医生向陶阿姨老两口解释说，外伤后的感染，病原体一般以皮肤表面菌群为主，是外伤把这些病原体带进了原本被皮肤保护起来的地方。针对这些细菌，最顶级的抗菌药物就要数万古霉素了。由于之前其他抗菌药物的效果不佳，术后他们就给陶阿姨换上了这种厉害的万古霉素。令人失望的是，这个药好像也不是特别有效：膝盖还是红肿，有块地方红得越来越厉害，最后终于破出了个小口，渗出了一大股脓液，擦去脓液，一个深深的洞赫然出现，洞壁上粉红的肉看得老两口心惊胆战。

看着摸不得也动不得的膝盖，陶阿姨又急又气。这时儿子打来电话，问礼服做得怎么样了，陶阿姨没敢告诉他住院的事情，嘴上却很硬气地说："还没好，别催了！都累死我了！这孩子一点都不知道疼人的！"老刘也在旁边帮腔："就是！你讨到老婆了，都要把我老婆累坏了！"儿子早已习惯了他们的说话方式，连说："好吧好吧，妈你别太累。"

医生建议陶阿姨到大医院看看。正好同病房有个腰椎感染的病友，是在上海一家医院的感染病科看完，给定的治疗方案，回到家乡医院继续输液的，说是那边的治疗效果还不错，就推荐陶阿姨过去试试。"听人劝吃饱饭"，老刘迅速预约了感染病科国庆长假后第一天的门诊。

此时陶阿姨的膝盖仍然肿得厉害，加上表面的破溃，活像一个被剜去了一块的西瓜，让她苦不堪言。正好假期刚结束，病房床位不太紧张，陶阿姨很快就住进了我们病房。

我们给陶阿姨安排了各种检查，发现她的炎症指标有明显升高，右膝关节 MRI 上显示髌骨上有一包脓，连带着髌骨骨髓也有水肿，整个膝关节的软组织都有明显的肿胀。既然膝关节出问题之前有明确的外伤，而且是比较深的针刺伤，我们认为应该就是缝衣针把外界的细菌带进关节腔里导致的感染，病原体应该以皮肤表面的细菌为主。但是外地医院已经给她做了好几次病原学检查，却没有什么发现，经验性地应用了抗菌药物，甚至用上了顶级抗菌药物仍然没什么好转，感觉真凶还是没有抓住。

为了抓住真凶，我们挑取了关节破溃部位深处的脓液，再次安排了微生物学检查。与之前的检查不同的是，这次我们除了常规的微生物涂片和培养之外，还送检了先进的病原基因检测。两天后，基因检测结果出来了，却出乎所有人的意料：这份脓液标本的微生物组成与我们的初步考虑大相径庭——皮肤表面菌群很少，却有大量的、各种各样的厌氧菌，再仔细研究，这些厌氧菌倒像是口腔环境中的"常驻部队"。

这就奇怪了！除了针刺伤，陶阿姨的膝盖难道还曾被谁深深地啃过一口？

带着这份不能解释的报告，我们和陶阿姨两口子再次沟通。在向他们解释这份报告的意义之后，陶阿姨突然一脸惊愕又释然，连连说："神了，真是神了。"看来，她之前有些事情没有告诉我们，而且这些事情能解释这份报告！

陶阿姨说，她前段时间有点上火，牙龈有点疼。受伤那天，她觉得牙龈疼得厉害，估摸着可能是中午吃的牛筋塞在了牙缝里。那会儿床上正好有一排穿了各色缝线的针，她就拿起其中一根剔了剔牙，然后放了回去。

原来如此！我们的口腔当中有很多细菌，并且很多都是厌氧菌，在发炎的牙龈中，这些细菌更是成倍增加。后来戳进她膝盖的，应该不巧正是这根刚剔过牙的针，它带着大量的厌氧菌感染了关节。而脓液从关节腔中抽出来之后，其中的厌氧菌由于不能耐受外界有氧气的环境，在培养过程中基本都死掉了，所以反复的脓液培养也没有捕捉到它们，但是幸好我们通过检测基因的方法，找到了它们存在的证据。而之前的抗菌药物都是重点针对皮肤表面菌群的，并不能覆盖厌氧菌，所以才会治疗效果不佳。

病因找到了，接下来的事情就简单多了。我们根据结果有针对性地调整了用药，效果真是肉眼可见的：膝关节红肿明显消退，破溃的窦窿逐渐愈合，活动起来也没之前那么疼了。在骨科和康复科医生的共同努力下，陶阿姨的膝关节功能也逐渐恢复了。我们把陶阿姨的治疗方案从静脉用药改成了口服药，老两口高高兴兴地回家了——陶阿姨走路已经不大需要老刘搀扶了。

一个月之后，我正刷着手机，微信"叮咚叮咚"响起来，一下收到了几条消息，是陶阿姨发来的。她说终于在婚期前把礼服做好并寄到了美国，一切细节都是她满意的样子。她还发了儿子的婚礼视频，小两口穿着华丽的礼服一拜天地二拜远方的高堂，礼服上金灿灿的龙凤在祥云之中穿梭，栩栩如生。我猜陶阿姨没告诉他们膝盖受伤的事，就像不说出口的爱一样，她选择把它们深深藏在心底。

突然间有很多感慨。我拿起手机，给家里打了个电话：

"喂，妈，哦，我没事啊，就是太闲了，给你们打个电话。"

"哦。"

"哎呀，其实是有点想你们了。"

"哎呀，是嘛！"电话那边的声音，声调明显高了起来。

☆　穿刺伤后感染是什么

穿刺伤是由尖锐物体刺入人体引起的穿透性损伤，常见于足趾面以及肢端的其他区域。感染是穿刺伤后最常见的并发症，轻则表现为浅表软组织受累，重则向深处发展为骨髓炎。穿刺伤后感染的危险因素包括穿刺伤本身的特征（如伤口位置和深度）、导致穿刺伤物品的特征（如清洁程度）以及宿主的免疫状态、年龄以及伤口污染情况等。

☆　穿刺伤后常见的病原体包括哪些

继发于穿刺伤的感染可由多种病原微生物引起，但不同刺伤情况下可能导致不同病原体感染：

○　金黄色葡萄球菌、溶血性链球菌以及革兰氏阴性杆菌，特别是铜绿假单胞菌，是穿刺伤后皮肤软组织感染常见的病原体。

○　一些水暴露环境中受伤，比如鱼钩、带刺的水产品所致的穿刺伤中，气单胞菌属、爱德华菌属、猪红斑丹毒丝菌、创伤弧菌以及海分枝杆菌等感染比较多见。

○　屠夫被杀猪刀或挂猪肉的钩子刺伤可能感染猪红斑丹毒丝菌。

○　园艺工人被荆棘或木片刺伤后可能感染申克孢子丝菌。

○　牙签所致的感染一般与口腔中的混合多种厌氧菌相关。本例患者因针刺伤之前曾用针剔牙，因此感染的病原体为混合厌氧菌。

☆　穿刺伤后感染有哪些类型

穿刺伤后感染主要包括蜂窝织炎、软组织脓肿、感染性关节炎、腱鞘炎、坏死性筋膜炎或骨髓炎等，通常出现于伤后数日。不同的损伤深度以及损伤原因可能导致疾病的发展速度不同，刺入较深是导致损伤较重、发生脓肿和累及深部结构（如骨筋膜隔室、骨髓等）的危险因素。

☆　发生穿刺伤后如何处理能避免感染

○ 清洁伤处：用肥皂和水充分清洗伤处，若清洗后伤口内仍有无法清除的污垢、玻璃或其他异物，请尽快至医院清创处理。

○ 止血：若伤口出血明显，可以用干净布料或绷带紧压出血部位20分钟，也可将受伤部位抬高至心脏平面以上，以减缓出血，同时尽快至医院治疗。

○ 覆盖：可用绷带或纱布覆盖伤处，保持纱布、绷带清洁干燥，注意定期更换绷带，直至伤口愈合。

○ 其他：如出现发热、伤口周围红肿热痛、流脓等表现，应尽快至医院就诊。

☆　穿刺伤后需要注射破伤风针吗

可能需要。具体取决于伤者年龄、损伤情况及最近一次注射破伤风针（抗毒素）的时间。破伤风是一种严重感染，主要由梭状芽孢杆菌感染引起，可导致肌肉僵硬、痉挛甚至死亡。若发生锐器刺伤，尤其是金属锐器损伤、伤口较深或伤口严重污染时，建议注射破伤风针（抗毒素）。

掩盖于红裙之下的
三十处伤口

"你竟然穿上了这条红裙子！上次咱俩一起试的时候还都觉得腰太紧呢！"

"瑶瑶你什么时候偷偷瘦下来的啊！"

"啧啧，腰这里竟然还有富余！"

"过了个春节我们都胖了，你竟然撇下我们自己变瘦了！"

春节长假结束后，瑶瑶刚到办公室，就聚焦了全办公室同事的目光，其中不乏包含着掩饰不住的嫉妒的赞美。瑶瑶一边还嘴："哪有啊"，"小丽你这锁骨里都能养鱼了还说我瘦"，一边心里偷着乐：看来这次打针减肥效果不错哦。

瑶瑶今年 25 岁，桃花眼，瓜子脸，一头侧分大波浪，笑起来明艳动人，大家都说她长得像电视剧《粉红女郎》里的万人迷。但是这样一个大美女却有着自己的隐忧：她觉得自己的腰和大腿都太粗了，尤其是小肚子上的一坨肉，穿得修身一点就特别显眼。有一次在社交媒体上看到"小腹婆"一词，瑶瑶感觉心都被扎透了。但是每天下班就已经很累，实在打不起精神去健身减肥了。

春节放假前一天，瑶瑶去美容院做脸，相熟的美容师和她有一搭无一搭地聊天，不知怎么就说到了自己腰粗腿粗的事情。美容师说自己之前腰上也有赘肉，也是下班太晚来不及健身，不过前段时间他们店里到了一款新产品——溶脂针，哪里有肉就打哪里，专门消除多余脂肪，特别适合工作繁忙的上班族们。她自己用过之后效果很好，现在即使穿露脐装也不怕。看她打完效果好，好多小姐妹、顾客都想打，不过进口的货源紧张，只给小姐妹打都不太够，顾客们只能先打国产的。

瑶瑶一听，感觉这溶脂针简直就是专门为她量身定制的。一问价格，进口的还挺贵的。美容师建议她先试试国产的，不太贵，而且货源充足，效果也差不太多。瑶瑶思来想去，还是想用进口的。和美容师磨了很久，美容师看在她是老顾客的份儿上，把本来自己第二次要用的份额让给了她，这样当天打好针，正好可以春节假期在家等着慢慢起效。瑶瑶心里一阵庆幸，当天就在这家美容院做了第一次溶脂针注射。针主要打在她的肚子和大腿上，剩余的一点药液也没浪费，打到了她的上臂——上臂纤细，穿无袖背心裙肯定好看。为了最终效果更均匀自然，美容师一共给她打了 30 多针，痛得瑶瑶五官揪成一团。美容师说后续还要再注射一次，是对第一次注射的补充和巩固，但是要等进了货再通知她。

从美容院一出来，瑶瑶就直奔商场，买了之前和同事一起试过却嫌腰部太紧的红裙子。春节假期期间，瑶瑶果然瘦了不少，穿上红裙子，腰部、大腿，感觉处处都刚刚好，简直是为她量身定做的一样。对着镜子里的自己，瑶瑶激动得心怦怦跳，感觉打开了一扇通往新世界的大门。

两周之后，美容师通知瑶瑶可以来打第二次，瑶瑶一天也没耽搁就去了。这次补打了 30 针，虽然还是很痛，但是瑶瑶打完针就马上冲到商场买了两条更修身的裙子。

不过这次好像没有第一次顺利，回家后没两天，瑶瑶发现肚皮上有几处打针的地方有点发红，摸上去还有点硬。瑶瑶在微信上问了美容师，美容师回话说没事，可能稍微有点发炎，吃点消炎药就行。

瑶瑶去药店买了"头孢"，吃了一周。但是发红的地方越来越多，越来越红，硬块也变多变大，按着还会痛。瑶瑶有点着急，又去药店买药，店员推荐用"左氧"，说比"头孢"要厉害一些。瑶瑶又吃了一周，还是没有好转的迹象。新买的裙子也不敢穿了——发红的地方很敏感，只能穿宽松的衣服减少摩擦。瑶瑶再次在微信上问美容师，美容师又说是她的体质问题，说其他人打过针都好好的。再问之后，回复就越来越慢、越来越少了。瑶瑶有段时间确实容易对花粉过敏，所以也不太确定是不是自己的体质有问题。

扎心的事情发生在一次陪外甥看《西游记》的时候。唐僧师徒遇到一个蜈蚣修炼成的妖精，妖精双手一抬，肚皮上就有好多个眼睛放金光，外甥兴奋地喊："多目怪！小姨你知道吗？他叫多目怪！"瑶瑶一下子想起了自己肚皮上一个个发红结块的针眼，眼泪差点掉下来。她逃也似地和外甥告别，直接去了县医院的皮肤科。

没想到，皮肤科医生也说是第一次见到这种情况，也许是比较特殊的感染。前前后后换了几种药，瑶瑶还是没有明显的好转。瑶瑶肚皮上几处大的硬结变软了，越来越红，像熟透了的青春痘，最大的一个还破了，流出的是一股灰白色的脓。

瑶瑶感觉心都要碎了，她去美容院找那个美容师，却被告知那个美容师已经离职了。一看微信，不知什么时候自己已经被拉黑了。她走投无路，只好又去求助医生，好几个医生都摇着头跟她说："你这怪毛病我们看不了，你还是抓紧时间到大城市去看看吧！"有一个医生建议他去上海，找感染病科胡教授，说在开会的时候听胡教授讲过很多怪病例，可以去碰碰运气。

见到胡教授的时候，瑶瑶肚皮和大腿上大多数的红斑硬块都已经成了软囊囊的脓包，有几处在渗水流脓，粘住衣服还结了痂。瑶瑶跟胡教授讲起自己的倒霉经历，忍不住抽抽搭搭地哭了出来。

胡教授听闻瑶瑶发病前曾在当地美容院注射过溶脂针，而现在脓包都在针眼的位置，心里有了底，对瑶瑶说很可能是注射部位继发了感染，现在的情况确实比较严重。和一般的皮肤感染大不相同，这很可能是一种特殊的慢性病原体——非结核分枝杆菌的感染，这种菌对一般的药物都很耐药，所以她前前后后用了很多药也不见好。目前她需要先住院，尽早明确感染的病原体，再做针对性的治疗，保守估计得用药半年。

瑶瑶的心情像是坐了次过山车。没想到折腾了这么久这么吓人的病，胡教授看了一眼就有了初步诊断，但又听到病情严重不好治，碰壁无数次的瑶瑶感觉这次抓住了救命稻草，赶紧办理了住院手续。

进了病房见了医生，瑶瑶发现，迎接她的并不是猎奇的眼神或是充满八卦的讨论，而是"秒懂"的眼神和"又来了一个"的讨论。瑶瑶忍不住问医生，是不是以前也遇到过像她这样的病人，医生的回话着实让她吃了一惊："对啊，你是第7个了。那些病人走过的'套路'也都和你差不多。""那后来呢，好了吗？""有的好了，有的还在治疗。慢慢来吧，这个病治疗起来要比较久。"

医生在瑶瑶的脓包处抽出了好几针管的脓液，马不停蹄地送去做先进的病原基因检测，很快就找到了罪魁祸首——产免疫分枝杆菌，正是胡教授所考虑的非结核分枝杆菌中比较少见的一种。此时距离瑶瑶住进病房，才刚刚过去不到两天的时间。

由于针对这种罕见病原体尚无现成的治疗方法，为了给瑶瑶最优的治疗，除了每天工程量浩大的换药操作之外，感染病科医生还查阅了国际指南、最新文献，同时联系了临床微生物学和药学专家，开展药敏试验，讨论抗感染方案。最终，医生给出了一个多药联合的方案，考虑到用药时间长，他们让瑶瑶带药回家口服治疗，每个月到门诊复查。

刚开始用药的一周，瑶瑶感觉并没有很明显的好转。她强忍住时常冒出来的怀疑，坚持用药，并每周拍一次患处的照片，前后对比发现病情确实是在慢慢好转。经过长达 5 个月的用药，瑶瑶的脓肿逐渐吸收，硬结逐渐消散，红肿也逐渐褪去了，但是留下了全身密密麻麻的疤痕和色素沉着，在白皙细腻的皮肤上很是扎眼，着实让人心痛和惋惜。想起之前打针瘦身一时爽，惹祸之后的好转如此艰难，真是悔不当初。

现在，听到层出不穷的各种花式美容美体广告，瑶瑶都已心如止水。她开始觉得，实实在在通过控制饮食和锻炼得来的身材才最可靠，想抄小路走捷径，很可能最终绕了最远的路，还有可能要付出额外的代价。

相关案例

29 岁的珊珊是个特别上镜的平面模特。突然有一天，后期制作的老师聊天时说起她的照片需要 P 掉法令纹了，她好生气！看到别人做了线雕之后，面部整体都有明显提升，自己就也去美容院做了一个。没想到一个多月后，入针的部位出现了红肿和化脓，并且范围逐渐扩大，又痒又痛。医生抽取局部脓液化验，检出了脓肿分枝杆菌，分析可能就是这次美容操作引起的感染。经过近半年的抗感染治疗，脸上的红肿、化脓终于好了，但是留下了一块块色素沉着，只能靠厚厚的粉底和后期 P 图掩盖。

都说整容会上瘾，小美女苗苗在经历了割双眼皮、隆鼻和光子嫩肤后，又对自己的身材不满意了。经小姐妹介绍，苗苗在一家私立医院做了双侧隆乳手术，植入了假体。但是术后一个月，双侧乳房却疼痛难忍，伤口处还长出了红斑、硬块，似乎有破溃的趋势。苗苗忍不住了来到医院，医生考虑可能是隆乳手术引起的感染，立即安排手术取出了假体。并对深部提取的脓液进行了培养，明确是脓肿分枝杆菌感染。经过半年多的换药和抗感染治疗，病情才最终好转。

医生提示

☆　操作/手术变美有风险

随着人们生活水平的不断提高，大家对美的追求欲望也与日俱增，"溶脂针""线雕"等微创整形操作，以及各种假体植入手术都越来越常见，但它们都有风险，除了操作/手术本身的风险，还有后续并发症如感染、栓塞、瘢痕增生、色素沉着甚至手术意外等风险。

☆　警惕整形/美容术后感染

近年来，越来越多操作/手术后感染的病例报道见诸各种大众媒体和专业医学杂志，除了常见的金黄色葡萄球菌、铜绿假单胞菌等细菌感染之外，还有各种非结核分枝杆菌、厌氧菌和真菌等不常见病原体的感染。这些感染的确诊难度大，而且普通的抗感染治疗难以治愈，常常导致病情迁延，严重时可造成手术部位脓肿及组织坏死，甚至危及生命。普通消费者一定要把握好生活美容和医学整容的区别，切不可因爱美心切，盲目到无资质的机构进行有创伤性的操作或手术。

☆　非结核分枝杆菌在环境中广泛存在

　　非结核分枝杆菌广泛存在于天然水体、水族馆、海水、消毒不彻底的游泳池和自来水等水环境中，因此不小心被海产品扎伤、游泳时皮肤擦伤都有可能引起感染。此外，手术、拔牙、注射、穿孔、文身或针灸时，若不注意无菌操作，也可以发生感染。

☆　治疗不易，且行且珍惜

　　非结核分枝杆菌引起的皮肤和软组织感染需要2～4种药物联合抗感染治疗，具体方案视具体菌种而定。疗程暂无统一标准，通常至少需要3～4个月，甚至超过6个月。对于严重的局限性病变，除了药物治疗之外，外科清创是重要的处理措施。

秋天最大一杯奶茶，
藏在她的大腿里

深秋的上午，阳光明亮却并不温暖，清冷的空气让人不自觉地捏紧衣领。

医院特需门诊大楼里，一个穿着长裙的年轻姑娘，在一众包裹严实的候诊患者中非常显眼。叫号屏呼叫之后，姑娘走进感染病科潘教授的诊室。

"大冷的天，你都来看病了，还是穿暖点。"潘教授看到她，第一句话就忍不住劝她多穿，"你是有什么不舒服来看病呀？"

姑娘小张鼻尖冻得通红，开口讲话能听得出鼻塞得厉害："教授，我这腿肿了，穿不了裤子，只能穿裙子。"说完，姑娘撩开裙摆，眼前的景象让见过无数疑难杂症各种场面的潘教授也倒吸了口冷气：姑娘的两条腿虽然皮肤光滑白皙，但是右腿肿得像个气球，几乎有左侧的两倍粗，即使是宽松的阔腿裤也很难穿上，怪不得大冬天还穿裙子。

感染病科病房里，小张无力地躺在床上。宽松的病号服遮盖之下，仍然能看得出她右侧大腿明显鼓出来一块，让人想起电影《史密斯夫妇》里，裙摆遮盖之下，在大腿上藏了枪的安吉丽娜·朱莉。床位医生给她做体格检查，发现她的右腿肿胀得太厉害了，皮肤绷得很紧，摸上去硬邦邦的，完全不是正常肌肉的质地，轻轻按一下就会痛，几乎无法完成基本的体格检查。可想而知患者本人的胀痛感受，应该是会影响行走甚至影响睡觉的程度。小张痛苦的表情说明了一切。

"30 岁女性，右下肢进行性肿痛 9 个月，理疗效果不佳。最近疼痛加重，血常规提示白细胞升高；炎症标志物明显升高；外院做过几次超声和 MRI 检查，报告的都是血肿。最近一次 MRI 片子上，几乎整个右下肢，包括臀部、腹股沟、盆壁都有广泛的囊样病灶。"床位医生汇报了病情。

"肿胀进行性加重，白细胞和炎症标记物升高，可能不是简单的血肿。要么是血肿继发感染，要么可能其实是个脓肿，当然局部的肿瘤也要排除。联系超声检查，如果确定是液性病灶，立即介入下穿刺引流，引流液送病原和细胞学检查。"潘教授分析并指导了进一步的诊断方案。

介入下穿刺引流，是在超声或 CT 的引导下，将一根无菌导管送进液性病灶内部，将其中的液体如脓液、胸腹水等引流出体外的过程。获得的标本对疾病的诊断有重要意义。当天下午，在超声医生精湛的手法下，一根导管精准地戳进了小张小腿的病灶——也就是脓肿的下游中。引流管刚一放妥，上游病灶里"蓄洪"已久的脓液就如同大坝开闸，顺着导管源源不断地流入引流袋中。当天竟引流出超过 1 升的液体。小张顿时感受到久违的轻松。至于脓液的颜色，没有比"奶茶色"更精确的词了。小张自己更是说，以后"奶茶"这个词听都听不得了。

但是感染病科医生的任务远未结束，要明确病因才能解决根本问题。一个年纪轻轻的姑娘，大腿内部怎么会化脓，而且脓液量还如此之大呢？

"软组织感染，一般都能找到原发病灶。有来自皮肤破口、外部病原体入侵的，有来自血源性播散的，还有来自邻近器官感染波及的。"潘教授查房时分析说道。她在床旁问小张："你这次起病以前，有没有过发烧、外伤或者皮肤破溃之类的？"

"没发烧，也没受伤，皮肤也没有破。"

"你再想想，有没有什么其他特别的事发生？"

"嗯……推拿算吗？我其实有点怀疑那次推拿可能有问题。"

"怎么说？另外，你为什么会去做推拿？"

"当时因为有点腰痛，反反复复痛了快两年了，其实也没有痛得非常严重，我觉得可能是腰肌劳损吧。都说推拿效果好，我就去做了。不过我做的那家手法比较特别，是用个铁锤捶打的，力道就比较大，我做了两次就再也不敢去了。之后一个月吧，我屁股和大腿就开始慢慢肿起来了。后来看过 4 家医院，都说是血肿，等吸收了就好，但是越肿越厉害，我实在熬不住了……"

"是正规医院做的吗？"

"不是医院，是一家私人的按摩馆，不过规模还挺大的，是小姐妹推荐的。"

"还有什么别的不舒服吗？发烧、咳嗽都没有？"

"就是腿胀痛，绷得难过。但是吃饭、睡觉都正常，没有发烧也不咳嗽。"

大家听了都瞠目结舌，这样的推拿手法真是闻所未闻，姑娘求医走过的弯路真让人心疼。在这段对话中，潘教授已经寻找到了病因的蛛丝马迹："腰痛起病，根源可能就在这里。腰椎是结核感染的好发部位，病程长，局部和全身的毒性症状又不明显的感染，病原体更要尤其关注符合这种特征的结核分枝杆菌。很可能是局部结核病灶受力后通过肌肉间隙播散，形成流注脓肿，造成腿部胀痛。马上安排腰椎 MRI 检查，病灶的源头很可能就在这里，同时密切关注脓液病原学检测。"

末了，潘教授对小张说："病已如此，你不要担心。我们感染病科已经诊治过千百例肺外结核病人，既然你最终选择了我们，我们就是一个战壕里的战友，我们会尽我们所能给你精确诊断、规范治疗。"

MRI 机器的隆隆声中，小张想到之前辗转就诊的迷茫，想到这次住院潘教授的暖心话语，不禁感慨万千；又思索着潘教授说的"结核分枝杆菌"，心想：只在初中课文里听说过"肺结核"，那是过去生活条件恶劣时候的病，现在这个生活条件，自己大腿里也能长这个结核？

此刻，病房医生们正在电脑前研究小张刚做的腰椎 MRI 影像。不出所料，小张的腰椎右侧附近的几块重要肌肉，都形成了广泛的脓肿，脓肿病灶向下延伸，和她右侧盆腔、臀部的脓肿连成了一片"脓液海"；出乎意料的是，她脊柱左侧的肌肉也发现了脓肿病灶，只不过范围尚且较小；更令人惊讶的是，小张两块腰椎的椎体骨质已经被破坏。如此下去，局部被进一步破坏后很可能引起截瘫！

正在此时，脓液病原基因检测结果传来，小张的脓液里果然找到了大量的结核分枝杆菌，潘教授的预想得到了印证。造成小张长达两年的腰痛和本次右腿胀痛的元凶真相大白，整个"案情"的发展脉络也逐渐清晰起来。

原来，结核分枝杆菌首先侵袭了小张的腰椎，这也是小张反复腰痛的原因。由于没有得到及时的诊治，病菌逐渐繁殖并破坏组织，局部坏死物质形成的脓液积聚到一定量后，局部压力升高，可穿破骨膜，就近开始破坏周围的肌肉组织，形成脓肿。而用铁锤捶打的正骨推拿，则促进了脓肿的进一步扩散。脓液在重力作用下沿着肌筋膜间隙向下方流动和侵蚀，仿佛一路挖开隧道一样逐渐扩散，造成了小张从腰痛、到臀部肿胀、再发展到下肢肿痛的过程。此时，小张左侧的脊柱旁软组织也已经出现了脓肿，可以试想，如果不及时干预，左腿也可能会重蹈右侧的覆辙。万幸，小张辗转求医的弯路就此终结。

感染病科给小张请了骨科医生会诊，考虑目前破坏的程度和炎症的程

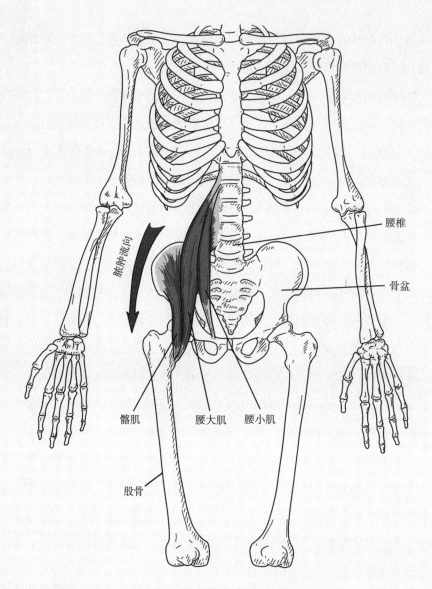

脓肿流向

腰椎

骨盆

髂肌　　腰大肌　　腰小肌

股骨

腰椎结核时，局部脓液积聚可穿破骨膜，在重力作用下沿着肌筋膜间隙向下方流动，在远离原发病灶的部位形成脓肿，称为流注脓肿。可以形成腰大肌脓肿、髂窝脓肿、腹股沟深部脓肿，甚至可以绕过股骨（大腿）上端的后方，到达大腿外侧，再沿阔筋膜下流至膝上部位，形成这些部位的脓肿。

度，不会马上开刀，但是需要严格卧床，局部不可以活动，经过充分引流和抗结核治疗后再到骨科就诊。

我们的祖先与结核病已抗争过千百年，但直到今天，它其实仍然阴魂未散，还远远不到被消灭的程度。结核病最常见的发病部位在肺部，也就是肺结核，但肺部以外的结核并非罕见，而是由于诊断困难常被漏诊、误诊，使得不少人对其闻所未闻。脊柱结核是常见的肺外结核，多数是肺结核或泌尿生殖系统结核经过血行播散导致，小张这种腰椎的结核最为常见。由于脊柱结核大多起病隐匿、症状轻微，更加容易被漏诊、误诊。

找到了疾病的元凶，应对方案就明确了。一方面，医生给小张其他部位的脓肿病灶也进行了引流，尽量把内部的脓液引流干净，小张总共引流出了超过 2 000 毫升的"奶茶"一样的脓液。另一方面，医生们给小张评估了身体其他部位，发现她的肺部有些小淋巴结钙化，有可能是以前悄无声息地感染过肺结核，又被免疫系统压制，但在免疫状态较差的时候重新激活，进而导致了这次"惨案"的发生，不过没有发现脊柱以外部位的活动性结核病灶。接下来，医生给小张用上了规范而强有力的抗结核治疗，她的腰痛慢慢减轻了。但是抗结核治疗是一场持久战，还需要相当长时间的用药。

小张逐渐恢复了以前的美腿。这一场腰痛引起的"惨案"带给她深刻的教训和影响——不仅仅是听到、看到奶茶会打心眼里的不舒服，更重要的是，身体有情况要尽早到正规医院进行规范诊治，早看早放心才是王道。

医生提示

☆ 什么是结核病

结核病又称为痨病和"白色瘟疫"，是我国法定的乙类传染病，是结核分枝杆菌感染的结果。肺结核是最常见的结核病，肺结核患者咳出的痰中若带有细菌，则可通过空气传播给他人，也就是"开放性肺结核"。开放性肺结核患者需到国家定点传染病医院就诊和治疗。除了肺部，结核分枝杆菌也可以侵犯人体的其他器官和系统。有部分患者感染结核分枝杆菌，但免疫力尚可，所以尚未发病，属于潜伏感染状态；一旦身体免疫力下降，就有发展为活动性结核病的可能。

☆　什么是肺外结核

结核分枝杆菌侵犯肺部以外的器官所导致的结核病即称为肺外结核。人体除头发和指甲之外，各个器官系统都可以生结核病，比如骨关节结核、淋巴结结核、结核性胸膜炎、结核性腹膜炎、皮肤结核、肠结核、输卵管结核等，多引起相应部位的慢性感染症状，如输卵管结核可导致女性不孕不育，肠结核可导致腹泻、便秘交替等症状，但由于肺外结核起病症状通常较为轻微、隐匿，常被漏诊、误诊。

☆　如何治疗结核病

结核病的规范诊疗需要精准的病原学诊断、全面评估累及范围和规范的药物治疗，必要时还需要使用有创手段清除病灶。由于结核病的起病症状通常较轻微、隐匿，近年来医务人员对结核的警惕性也有所下降，结核病常常被混同于一般细菌感染，容易引起误诊、漏诊，延误诊治时机，甚至可能危及生命。

这一年他千疮百孔，
却又迎来了重生

"叮铃铃铃……"

病房电话响起来，坐在电话旁边的我第一时间抄起电话。

"喂，我是感染病科黄医生。"

"黄医生，你的床上来新病人了，很复杂，你快来看下吧。"

"咱们科有不复杂的病人吗？"

"哎呀，反正这个看起来特别复杂，快来快来。"

在感染病科病房，几乎个个都是疑难杂症。各种不明原因发热的、五花八门病原体感染的、千奇百怪包块的……患者们通过各种信息渠道打听到我们科室，所以一个小小的病区聚集了全国的疑难杂症病患。按理说，我们科的护士也算是见多识广，但这回，她们都说特别复杂的病人究竟得有多复杂？

12 床床边，一对老两口正在打量病房环境。

"你好！我是你的床位医生黄医生，来了解一下病史，你先坐吧。"我一边说着，一边打量这一对老者，一边心里在神游：两人皮肤黝黑、农民打扮，看起来朴实、不善言辞，年纪大了，做检查可能会搞不清楚，待会免不了要多嘱咐两句。

"嗯嗯，咳……咳……"

"怎么啦？是空调太冷吗？"我翻出小本子准备记录病史，病人却迟迟不坐下来。我又继续发散思维了：这人发热、咳嗽，估摸着就是肺炎吧，这会应该还能约到六七点钟的 CT，反正今天我值班，病人一拍完我就能看到，不用麻烦其他同事拍下来发我了。

"不不不，这里很好。只是，医生我能站着说吗？我……不太能坐。"病人讪讪地陪着笑脸，讲话很是客气，"我屁股这里，有个脓包。"

还有脓包？果然复杂。我停止了神游，开始认真问病史、查体、翻阅既往的就诊资料。原来，老何是个果农，刚过完年的时候发现自己脸肿，脚也肿了。到县医院抽血、验尿之后，医生告诉他是肾病，具体病情老何也听不太懂，总之是要吃激素。好在药不贵，老何很听话，每天按时按量地吃着叫"激素"的药。后来医生说他恢复得很好，激素也慢慢减量了。

一个月前，老何干活累倒了，开始咳嗽，有时候还会发烧。他放心不下果园里的桃子，三天两头去诊所打退烧针，回来继续干活。但咳嗽越来越厉害了。3 周前，老何发现自己右边屁股一坐就疼，用手能摸到个鸡蛋大小的硬疙瘩，便又去了趟县医院。得知他咳嗽，医生给拍了片子，说肺里有好多结节，还有空洞，很像感染，但是不是肿瘤不好说。至于屁股上的疙瘩，不能排除是肿瘤转移。2 周前，老何屁股上的疙瘩开始又红又热，右边胳膊上也鼓了个鸡蛋大小的包。亲戚找了个赤脚医生给他拔火罐，说把"湿气"和"毒气"拔出来就好了。但就在当天晚上，拔罐的地方竟然破了，又渗水又冒脓，一塌糊涂。

不得已，老何再次进了县医院，医生说这脓包得切开，彻底把脓排出来，要一边做检查，一边先用些药。10 天后，医生告诉老何说查到了一种细菌，叫做"诺卡菌"。不过医生说这个非常罕见，老何不一定"中彩票"，估计大概率是个污染菌。但不是这种菌的话，又会是哪种菌呢？医生也说不好。而且医生说，就算是诺卡菌，治疗也很困难，县医院经验有限，最好去大医院看看。

老何连"诺卡菌"这几个字怎么写都不知道，更不要说听懂了。此时老何虽然不发烧了，但咳得愈发厉害，一顿饭要分三四次吃。老何年轻时生过肺痨，当时也是咳嗽得厉害，后来吃了县医院开的药就好了。这次他也想在县医院继续看，但是拗不过儿子，还是同意到上海大医院的感染病科看病。门诊胡教授说他的病情比较复杂，就收住入院了。

我查看了老何的脓包：手臂上的破口已经有点长起来了，只是周围有点红；屁股上的脓包看起来严重一些，大概有乒乓球大小，中心处的破口还在渗脓，破口周围的皮肤肿得通红，又被溃得发白。老何说还好两处都在右侧，他睡觉可以左侧卧。我听了，心里一酸。"你这个毛病不简单，查起来需要时间，做的检查也会比较多。"这么复杂的疾病，我忍不住给他"打预防针"。

老何头听了低下头去，搓着手小声说："老家那边说就是个细菌感染，吊吊水就好了。"

"给你查查清楚，不然可能会加重的。"

这时候老何儿子办好手续回来了，跟我说："医生别听他的，都这样了还心疼钱，该怎么办就怎么办。"

抽血、CT……复杂病人的一切检查抢先安排。当天晚上，CT拍好之后，我发现他肺里的炎症比之前当地的片子有了点吸收，但是臀部的包块还是有一大坨，像个口小肚大的烧瓶。看着片子，我感觉自己的屁股也隐隐作痛。

第二天，病房办公室照例展开了针对疑难病人老何病情的头脑风暴。

"这是一个老年男性，患肾病综合征长期服用激素，属于免疫抑制人群。肺部、皮肤多发脓肿，外院脓液培养为诺卡菌，可以解释患者的病情。"

"但他结核感染指标 T-SPOT.TB 也高，肺里多发结节伴空洞，右上肺也有病灶，都是结核的好发部位，肺里会不会是结核？他年轻时候可是生过肺结核的。"

"我觉得非结核分枝杆菌也有可能，有些快速生长的分枝杆菌和诺卡菌，都可以几天内在普通血平板生长，诺卡菌弱抗酸染色阳性，检验人员经验不足的话，也可能出现误判。"

"同意！患者外院用哌拉西林钠 – 他唑巴坦钠 + 复方磺胺甲噁唑治疗只有 10 天，疗效还不明确，很有必要再找一找病原学证据。"

"也可以把外院分离的菌株借出来，我们这里再做做鉴定和药敏，这样可以早点给他调整用药。"

……

头脑风暴之后，我们马不停蹄地安排进一步检查：联系当地医院再次明确病原体，多次采集脓液，送检微生物全套培养，电话联系要求延长培养时间、以防"慢性子"的病原体漏网。但无论是诺卡菌、结核菌，还是非结核分枝杆菌，培养都不是易事：菌落长得慢，一个月才长出来也有可能；阳性率低，感染病人送几次能有一次阳性就实属不易了。而老何现在已经"千疮百孔"，时间就是生命，于是也送了相对较快的病原基因检测，与传统培养互为补充。本来还打算给老何做个支气管镜，以明确肺部病原体，但是老何咳得厉害做不成，也就只能作罢。

盼星星盼月亮，检验结果终于陆续回报了：脓液的病原基因检测结果是"皮疽诺卡菌"，和当地医院重复鉴定的结果相同，其他检查还没有出人意料的结果。由于基因检测中的药敏检测尚不成熟，我们又麻烦当地医生把他们培养出的菌株送来我院做药敏检测。

一番周折之后，我们根据结果第一时间给老何调整了用药。过了几天，我们医院的脓液培养结果也报告了，也是"皮疽诺卡菌"，药敏也和外院菌株差不多。这个菌虽然少见，但老何属于免疫抑制人群，存在机会性感染的可能，所以即使这种感染非常罕见，也要相信这个结果。

至此，老何的少见病原体感染——皮疽诺卡菌感染已经明确诊断了，我已经在盘算如何写出院小结了。但是好几天过去了，老何还是咳得厉害，走路都有点喘，炎症标记物也居高不下。我回到家里感觉耳朵里还有他的咳嗽声。

科里对老何的病情再一次展开讨论，各派观点谁也说服不了谁。

"是不是还有其他问题，比如非感染性疾病？"

"可是其他检查没提示啊！"

"是不是还有其他病原体感染？"

"病原学检查已经做了好多次了，没发现其他病原体！"

"是不是因为这个菌生长比较慢，药物起效也就慢？"

"可是我怎么感觉他咳得更厉害了呢？"

好不容易让大家安静下来，胡教授说，诺卡菌有一大特性就是容易侵犯中枢神经系统，也就是会"吃脑子"，而且老何属于免疫抑制人群，虽然老何目前没有头痛、头晕之类中枢神经系统受累的表现，但还是存在累及中枢神经系统的可能。

在接下来的查房中，我们建议老何做个头颅 MRI。"什么？还要拍片子？不做不做，我头不晕也不疼，脓包都好多了，为啥还要检查！"老何侧躺在病床上，听到我们的话当即明确反对。我觉得他要不是臀部有伤口，就要一个鲤鱼打挺坐起来抗议了。面面相觑之时，老何的儿子接过检查清单跟我们使了个眼色，小声说他来搞定，让我们该检查就检查。

第二天，老何的儿子过来说检查做好了。我们问他怎么搞定的，他偷笑着说，昨天他把怀孕的妻子带来了，让老何听医生话好好检查，以后健健康康地带孙辈出去玩。

我比了个大拇指，让他坐我旁边，打开影像系统给他看片子，却忍不住"啊"的一声：老何的头颅 MRI 显示，颅内有两个巨大的脓肿，脓肿中心部位已经出现了空洞！考虑到老何的既往疾病、用药史以及诺卡菌的特性，他的脑子很有可能是被诺卡菌吃掉的！

老何一家人都吓坏了。我们赶紧给他安排了腰椎穿刺，取出脑脊液出来化验，这次老何没敢抗议。又是一番检查、催促和复核，脑脊液检查结果出来了，也是皮疽诺卡菌！

至此，让老何"千疮百孔"的元凶基本锁定了，虽然没有获得呼吸道标本的病原学证据，但综合判断下来，导致老何肺炎的"第一嫌疑人"也是诺卡菌！至于升高的结核指标，我们考虑可能跟他年轻时候的肺结核有关。

接下来的日子，老何每天安心用药。不知不自觉一个月过去了，老何的发热和咳嗽都好转了，颅内、肺部和皮下的病灶也都缩小了。出院时，老何眼眶有点红，不善言辞的他只是反复说："差点就见不到孙辈了"和"谢谢"，并且在我们的"威胁"之下保证老实吃药，不做农活，定期来随访。

两个月之后，我正在病房办公室写病史，感觉肩头被人戳了下，一回头，是老何！"黄医生，我今天来复查，好多了。"老何仍然是不善言辞，但是话里透着掩饰不住的高兴。

"那太好啦！恭喜你呀！还得继续吃药，等病灶完全吸收了才行。"

"嗯嗯，肯定。"

老何转身从拉杆小车里拿出一箱桃子，说："这是今年桃园的第一波桃子，昨天摘的，甜着哩！你们尝尝。"说完又赶紧补充一句："你们放心，我是雇人摘的，我就看看，不动手。"

"哎呀，不用，不用！"我婉言谢绝。谁知老何放下桃子就快步走了。看来他的病确实好多了。

眼看老何就要走出办公室，他又回过头，像下了很大决心地说："黄医生，再跟你说一句，我儿媳下个月要生了。"

老何眼角的皱纹里，盛满了比桃花还要芬芳的笑意。

相关案例

小卢是个肾病综合征患者，在用激素和免疫抑制剂治疗。去年冬天，小卢的面部、头顶、右胳膊、左肩膀陆续长出了大脓包。一开始被诊断为激素继发的糖尿病合并感染，但用了好多抗菌药物都不见好，眼睛也渐渐看不清了，家人赶紧把他送到感染病科住院。检查下来发现小卢的全身也是"千疮百孔"，肺、皮肤、脑、眼都有病灶，比老何还要严重，医生给下了病危通知书。最后鼻尖部采集的脓液证实了诺卡菌感染，医生根据药敏信息调整了抗菌药物，几个月后小卢慢慢恢复了，各部位的病灶都在缩小，如今也能上班了，只不过还是不能太劳累。

孙阿姨今年56岁，5年前就因为有肺部慢性感染、血管畸形、反复咯血提前退休了。这些年拍了几十份CT，各种药也吃了好多，咯血却不见好。后来听说原同事咯血查出来是肺癌，孙阿姨吓得不轻，赶紧看了胸外科，胸外科医生看了片子后推荐她到感染病科就诊。将信将疑的孙阿姨住进了感染病科，做了支气管镜检查，取了块病灶送病理检查，并没有发现肿瘤细胞，只是炎症表现。最后肺泡灌洗液和肺组织都培养出了诺卡菌，明确了诊断。在此之前，孙阿姨的身体状况一直很好，并没有其他基础疾病。不过医生说，免疫功能正常的人也是有机会感染诺卡菌的。经过规范地抗菌治疗，孙阿姨的病灶逐渐吸收了。

医生提示

☆　诺卡菌存在于哪里，人是怎么感染的

诺卡菌是一种不常见的革兰氏阳性菌，在有氧条件下生长，广泛存在于土壤、腐烂蔬菜和水体环境中，可以通过空气播散。诺卡菌进入体内最常见的方式是吸入，也可通过皮肤创伤（被树刺或碎片损伤，或被动物抓伤或咬伤）引起感染，摄入被污染的食物也可通过胃肠道途径致病，也有些病例因使用被污染的美容注射剂而导致感染。

☆　哪些人容易感染诺卡菌

大多数诺卡菌感染患者存在免疫功能低下或受损，尤其是细胞免疫介导的免疫缺陷病患者。常见的病因为长期使用糖皮质激素或免疫抑制剂、患恶性肿瘤或进行器官移植、造血干细胞移植以及 HIV 感染等。其他因素还有糖尿病、酗酒、慢性肉芽肿性炎症、炎症性肠病、慢性阻塞性肺疾病、结核病等。不过仍有约三分之一的感染者免疫功能是正常的。

☆　诺卡菌感染的症状及特点有哪些

　　诺卡菌可引起人类和动物局部或全身化脓性感染，最常见的病变部位是肺部、中枢神经系统和皮肤。诺卡菌感染病灶累及大于 1 个部位时，需考虑到血行播散的可能性，尤其对于免疫功能抑制的患者，即使没有中枢神经系统症状及体征，也应进行头颅影像学及腰椎穿刺检测，以明确是否存在中枢神经系统感染。

☆　诺卡菌治得好吗

　　诺卡菌感染有两大特征：一是几乎能播散到任何器官，特别是中枢神经系统；二是即使给予恰当治疗，通常也会复发或继续有进展。重度感染患者推荐使用 2 种或 3 种抗菌药物联合治疗，免疫功能正常的单纯皮肤感染者可单药治疗。首选磺胺类药，其他可选药物包括阿米卡星、碳青霉烯类、三代头孢菌素、喹诺酮类、利奈唑胺等。体外药敏实验尤其重要，但诺卡菌的生长比较慢，培养可能要延长至 2 周。免疫功能正常的皮肤感染患者应治疗 3～6 个月，免疫功能受损的皮肤或肺部感染患者须治疗 6～12 个月或以上，有中枢神经系统感染的患者应治疗至少 1 年，有些患者可能还需要终身服用磺胺类药物进行二级预防。

只是打了场球，

漂亮小姐姐变身怪物史莱克

"小玉，要不要去跑步？"

"我早晨起不来，晚上跑的话，感觉空气又不好。"

"要不去游泳？"

"游泳有点麻烦哎。"

"要不，打乒乓球？"

"嗯……这个还行。"

阿峰和小玉是从小就是邻居，大学毕业后不约而同地选择到了同一个城市工作。小玉生得漂亮伶俐，只是身材瘦小、体质不强，小玉妈妈就让运动达人阿峰带小玉多锻炼锻炼。

经过阿峰的大力动员，小玉终于在阿峰给出的数个选项中选中了乒乓球。你还别说，小玉很快就喜欢上了这项运动。小玉的体力比以前好了很多，每隔一两天就会主动张罗和阿峰打上几局。

这天，两人混双对战闺蜜和她男朋友。也许是小玉前一天晚上熬夜没睡好，阿峰的手肘抬起的一瞬间，小玉一个不留神躲闪不及，左下颌就结结实实挨了一记，整个左边脸立刻火辣辣地疼起来。

"啊，小玉！"阿峰有点慌神了，"小玉你还好吗？都怪我，都怪我！”

“没……咝……哈，没事没事，是我的问题，我刚刚走神了。”

“我去给你拿冰块敷一敷。要不还是去医院看看吧？”

“不用啦，过一会儿应该就好啦。”小玉真心觉得阿峰有点夸张了，运动中受点伤总是难免的，休息一下过几天就会好了。

第二天早上，睡得迷迷糊糊的小玉觉得左脸被压得有点痛，摸了一把之后一下子就醒了——怎么有点烫？小玉翻身下床照了镜子，左下颌好像有点肿，刷牙的时候也觉得这边牙龈有点痛，今天需要再冰敷一下。

谁知过了三四天，小玉的情况不仅没好转、还明显加重了：左下颌连带着脖子肿成了一坨，从侧面看上去好像怪物史莱克，稍稍张嘴就痛，连吃饭、说话都不那么利索了。恰好这几天阿峰出差，每天只能电话询问小玉的伤势，小玉怕他担心，连连说已经在好转了。

傍晚，小玉觉得有点冷，就量了量体温，37.8℃！这下她不淡定了，马上出门赶去家附近的区中心医院。好在戴上口罩之后，脖子的肿胀看上去不那么明显，混在一众戴口罩的人中也不至于被围观。医生给小玉验了血，考虑有细菌感染，就给开了“头孢”输液，让她先打 3 天再看情况。

输了 3 天液，小玉的体温倒是没有继续高上去，但是也没有降下来，而且脖子和脸颊一点都没有消肿，还越来越痛了。她正想着接下来应该怎么办，是找医生换换药还是换个医院再看看。这时阿峰的电话又打过来关心了。

“小玉你不在家？我出差刚回来，敲你家门没人开。你是不是脸上的伤出了什么问题啊？”

“呃，是有那么一点小问题，不过我现在说话不太方便。”

“你在哪里？我过来！”

"我在医院。"

阿峰火速赶到，见到小玉的那一瞬间，他怀疑小玉对"小问题"这三个字是不是有什么误解。明明她脖子左侧和脸都看不出明显的分界线了，就像一只气鼓鼓的河豚。阿峰一时被吓到了，感觉自己捅了大娄子，又不忍心责怪小玉瞒着他，急得直跺脚。

医生解释说，根据血常规结果来看，应该是细菌感染，但是目前用了3天广谱抗菌药物依然没有好转，建议还是到上级医院专门的感染病科就诊，进一步排除特殊的感染。

小玉也没想到这点运动伤竟然还得去大医院，有点不知所措。还好阿峰冷静了下来，在手机上点来点去，一顿操作之后长舒了一口气："问到了，这家医院感染病科看这些复杂的感染很有经验，给你约了后天早晨潘教授的专家号，我陪你去。"

小玉心里突然就有了底。当年那个撑橡皮筋给自己跳的瘦弱的小男孩，现在壮实了，看起来还蛮有型的哦。不过她跟阿峰约法三章：一是阿峰不要内疚，运动受伤是难免的；二是阿峰陪他看门诊就好，其他时间正常去上班；最重要的是，先别告诉小玉妈妈。

门诊这天，阿峰向单位请了假，和小玉一起来到专家诊室。小玉刚一摘下口罩，就听到潘教授身后学生倒吸冷气的啧啧声。小玉无奈地点点头，把前几天的检查报告递到了潘教授的面前。在详细询问了事情的起因经过后，潘教授第一时间做出了判断：应该是牙源性感染继发的脓肿。

"很可能是厌氧菌导致的颈部脓肿，可能就是之前你挨的这一肘，导致局部牙龈肿胀充血，口腔里尤其是牙龈上软垢菌斑中的厌氧菌顺着软组织间隙播散，引起的颈部软组织感染。"

"果然还是因为我。那她之前已经消炎3天了，为什么还是不见好？"

"之前用的这种头孢菌素不能覆盖厌氧菌。当然像现在这种情况，最好还是先住院，一边调整抗感染方案，一边排查一下还有没有其他的问题。"

"好的好的，听您安排。"

阿峰跑前跑后地去办住院手续。这边小玉给闺蜜打电话报告了进展。正说到病房环境的时候，闺蜜突然来了一句："哎你说，阿峰是不是喜欢你啊？"

"啊，不会吧？"小玉突然就愣住了，"因为太熟了呀，都没往这方面没想过哎。"

住院以后，按照潘教授的医嘱，小玉迅速完善了抽血、心电图以及颈部软组织 MRI 等一系列检查。验血结果显示，小玉的炎症指标都明显升高。MRI 证实她的左侧颈部有一个巨大的脓肿，周围的软组织水肿明显，而能看到的鼓出来的部分其实只是露出海面的冰山一角。在医生的讲解下，小玉看到胶片上巨大的病灶，心里紧张得揪成一团，阿峰更是内疚得不行。

医生给小玉测量了颈围，然后给小玉安排了超声引导下经皮穿刺左侧颈部脓肿引流，就是在脓肿当中放一根管子，把里面的脓液引流出体外。穿刺当场，小玉的脖子里引流出了大概有 100 毫升粉灰色的黏稠脓液。医生说灰色应该是脓液本来的颜色，带粉色可能是因为混入了一点血。脓液标本立刻被送去做微生物培养和病原基因检测。

回到病房，医生根据之前的判断，立即给小玉开始了针对厌氧菌的经验性治疗。不同于之前用的"头孢"，这次用的是左氧氟沙星联合左奥硝唑。傍晚，小玉吊着针，阿峰守在一旁对着她左看右看，看得小玉都有点不自在。她假装刷着手机，想到闺蜜电话里的话，突然惦记起脸上的痘印——也不知淡了没有，这时却听到阿峰自言自语：嗯这肿块确实小了，小得还蛮多的。气得小玉狠狠翻了个白眼，不过阿峰太专注了，没注意到。

第二天，小玉的体温就恢复了正常，颈围也小了 3 厘米左右。

第三天，潘教授查房的时候告诉小玉，实验室微生物培养和病原基因检测结果都证实，这次感染的元凶是一种叫做"坏死梭杆菌"的厌氧菌。正常情况下，这种微生物就常驻在人的口腔内，尤其是牙龈的龈沟里非常常见。在口腔黏膜完整的情况下，这些细菌只是口腔的正常菌群，与人和平共处、互不干涉。但是在面部受到重击、口腔黏膜明显破损的情况下，大量细菌就得以长驱直入进入组织深部、迅速繁殖，进而导致局部脓肿。脓肿长大后，局部张力升高，脓液还会顺着组织间隙扩散。

由于确诊前对病情的精确判断，对小玉的经验性用药完全符合"罪犯"病原体的治疗方案，无须调整用药，只要保证引流充分，小玉应该很快就会康复。果不其然，随着治疗的持续进行，小玉的颈部脓肿越来越小，引流量也逐日减少。治疗的第六天，引流管里已经不再有液体流出，颈部超声也显示局部脓腔已经明显缩小，没有多少脓液残留了。加上随访的炎症指标基本恢复了正常，医生给小玉拔掉了颈部引流管，小玉带着口服药出院了。

摆脱了"怪物史莱克"的外形，小玉又恢复了往日的青春活力。2周以后，阿峰陪着小玉来到潘教授的门诊复诊。在经过共计3周精准而规范的治疗后，小玉颈部软组织磁共振显示脓肿已经基本吸收。听到潘教授说可以停药的时候，阿峰在旁边咧着嘴笑得像个铁憨憨。

出了诊室，小玉和妈妈打电话，这才告诉妈妈这次受伤住院的事。听小玉说已经没事了，妈妈长舒了一口气。不过，这事情都说完了小玉也不挂电话，扭捏半天终于说："妈，那个，你觉得阿峰这个人，怎么样？"

电话那头沉默了一会，终于有了声音："哎呦，你个死丫头总算是开窍了，人家阿峰大学毕业之前就开始筹划了，可终于见成效了。当然了，你妈我的助攻也是很重要的……"

医生提示

☆ 什么是牙源性感染

牙源性感染一般由口腔中的复杂菌群导致，通常造成牙体及牙周等结构的局部感染，有时也可以穿过局部的组织屏障及间隙导致继发性全身性疾病，如头颈部深筋膜下间隙感染、血流感染、感染性心内膜炎等。对于患有龋齿或牙周疾病的患者，或因各种原因可能导致局部屏障功能损伤破坏的患者，如出现进行性加重的局部症状、咽部或头面颈部的红肿热痛、发热等，需要考虑出现继发播散性感染的可能。

☆ 牙源性感染的病原体有哪些

引起牙源性感染相关的微生物群落较为复杂，一般由口腔固有微生物组成，主要包括链球菌和各种厌氧菌，但并非均一分布，有些微生物往往定植在特定部位。如唾液链球菌和韦荣球菌等倾向于定植在舌及颊黏膜上，血链球菌、变异链球菌及放线菌等优先定植在牙齿表面，而梭状芽孢杆菌、产黑素普雷沃菌及厌氧螺旋体等则集中于牙龈沟的位置。

☆ 牙源性感染如何治疗

化脓性牙源性感染最重要的治疗方法包括外科充分引流以及内科抗菌药物治疗。如果出现发热或周围播散性软组织感染的情况，更加需要及时的抗菌药物治疗，所选择的抗菌药物种类应经验性覆盖链球菌及厌氧菌。

抗菌药物治疗应持续到局部炎症彻底消退，一般需要 2 周左右。

☆　如何避免牙源性感染

认真做好口腔卫生是有效减少牙源性感染的重要措施，具体包括：戒烟；减少摄入富含糖的食物和饮料；采用正确的方式早晚刷牙及饭后漱口，可使用含氟牙膏，因为氟元素可以与牙本质中的磷灰石晶体形成复合物，从而增加牙齿结构的强度，促进龋齿病损的再矿化，同时具有抑菌作用；及时处理龋齿、牙周炎等口腔疾病；对高风险人群可采用牙齿表面涂氟或使用口腔抗菌漱口水；接受牙科治疗的患者，必要时可使用抗菌药物预防感染性心内膜炎的发生。

缅甸小木屋里，
她的周围杀机四伏

"咚咚咚！"

"401！401家里有人吗？麻烦开下门，我们是疾控中心的！

这栋楼出了麻疹疑似病例，因为是呼吸道传染病，同楼的人都要打疫苗，麻烦您配合一下。"

"301！"

"302！"

……

周末上午，无数人还沉浸在"回笼觉"的幸福中，欣然所在楼栋的人们就被疾控中心工作人员叫醒了。

住在402的欣然就是疾控中心工作人员提到的麻疹疑似病例本人，此刻正在和家人一起，接受工作人员和社区医生的调查：最近的社会活动范围，乘坐的交通工具，接触的人群……头上贴着"冰宝贴"隔离在家的欣然有些郁闷，感觉自己捅了娄子，连累了整栋楼的人。

这事还要从月初的"单身旅行"说起。

欣然马上就要和男朋友文辉步入婚姻的殿堂了，她在好几个公众号上看到，结婚前一定要来一次和闺蜜一起的旅行，毕竟婚后这样的机会基本为零。在大家拼凑假期和讨论攻略之后，闺蜜团的缅甸之行在欣然父母和文辉的惦念之中拉开了帷幕。

蒲甘的佛塔，乌本桥的日落，曼德勒的木偶戏，彬乌伦的马车……异域景色给大家带来了全新的体验。新体验还包括在小木屋旅馆见识到了花脚蚊子的厉害。

小木屋旅馆是欣然看过很多攻略后精心挑选的。室内装修还不错，可是到了晚上，各种蚊虫就展开了无缝对接的攻势。早晨起来，大家几乎都收到了"红包"——身上都被蚊子叮出了"银河"。但大家的目光全被异域风光吸引，一行人继续满怀欣喜地投入旅行之中，只是拍照要用更厚的滤镜，才能遮住脸上已经连成片的蚊子叮咬痕迹。

7 天时间过得飞快，回国后的欣然开始筹备婚礼。一次熬夜后，她感觉头有点晕，但也没太在意。到了傍晚，欣然开始发高热、打寒战、全身痛，还恶心想吐，文辉陪他到了附近医院的急诊。医生给她验了血，发现只有白细胞稍微高一点，其他都基本正常，说就是个普通的感冒，给开了感冒药，让她回家多休息。到家吃了药，欣然仍然高烧不退，也吃不下东西。3 天过去了，体温还是 39℃。

眼看着婚礼还有 3 周就要举行，准新娘却一病不起，欣然的爸妈和男朋友文辉都慌了。二进医院，接诊的还是上次那个医生，医生又仔细询问了欣然的病情，给欣然复查了血常规，发现 3 天前还稍有升高的白细胞这次明显降低了，拍了胸片没有看到明显的炎症。为保险起见，医生给欣然开了青霉素输液，希望能比吃药好得快一点。

经过 2 天的输液，欣然还是发烧。夜里，烧得迷迷糊糊的欣然艰难起身去卫生间，她没叫父母帮忙，他们白天照顾她都太累了。撩开睡裙的一瞬间，欣然忍不住惊叫了一声——不知何时开始，肚皮上已是红彤彤一片，大腿也是一样，整个人像一只熟透了的虾。本来就烧得腿软的欣然，这一吓差点摔在地上。闻声赶来的父母赶紧扶她起来，连夜三进医院。

急诊室里，医生再次盘点了欣然的病情，考虑有可能是青霉素的过敏反应，但也不能排除是麻疹。由于麻疹属于国家法定传染病，医生除了让欣然戴好口罩、非必要不要外出、尽快到定点医院就诊之外，还按规定上报了疾控中心，于是就有了周末上午工作人员上门访视通知的一幕。

其实欣然妈妈心里很纳闷：都说麻疹只得一次，欣然小时候得过麻疹，怎么会再得一次呢？而且欣然以前用过很多次青霉素，也从来没过敏过呀。

"鉴于我国卫生行政管理部门对感染病学科建设越来越重视，第一期《走进科室》栏目选择了复旦大学附属中山医院感染病科作为报道对象……感染病科故事多，欢迎您来了解我们的工作，更新我们的形象……"感染病科？专看治不好的发烧？欣然刚刚吐得七荤八素，正在给她喂水的文辉正好听到电视里介绍感染病科，突然想到欣然到这个科看病正好对路。抱着试试看的想法，4人一起来到了感染病科胡教授的诊室。

胡教授翻阅了欣然的检查报告。门诊抄方的医生小声嘀咕着："白细胞、血小板减少，外周血看到异常淋巴细胞，会不会是血液系统肿瘤？可是皮疹感觉不太好解释。"

胡教授仔细检查了欣然的皮疹，问："最近有吃过或者接触过什么特殊的东西吗？尤其是以前没遇到过的？"

"没有，最近主要是忙着准备婚礼的事情，比较累。"欣然还在发烧，连讲话都有气无力。

"那有没有接触过什么动物？"

"没有，平时不养宠物，最近也没去过动物园。"文辉说。

"那，蚊虫叮咬呢？"

"有！"欣然妈妈"抢答"道，"这孩子一点都不听话，非要搞什么单身旅行！月初去了缅甸，刚回来的时候带了一身的蚊子包哟！"欣然妈妈之前就不放心她出远门，听胡教授问起，就又埋怨了一通。

欣然有点不好意思："开始筹备婚礼之前出去玩的，已经回来一个星期了，不过去那边就看了看风土人情，也没接触过什么特殊的东西，吃的也都干净的。"

"缅甸？"胡教授一下子提高了声调，"那有可能是蚊虫叮咬传播的疾病。东南亚那边天气湿热，蚊虫多，是很多传染病的高发地区，好多病都会引起发热、皮疹和肌肉酸痛的症状。看你这个皮疹，有点像登革热啊！住院查查吧。"

"登革热？！这个病是不是会……嗯……会要命的？胡教授，这病能治吗？"欣然妈妈眼泪都要落下来了。文辉紧紧攥着欣然的手，也是一脸懊悔——她们旅行之前他确实不放心，但也拗不过呀。

"不要先自己吓自己，有治疗办法的！目前进一步检查还是必要的。"

入院后，医生给欣然开了验血和影像学的检查。医生发现欣然的白细胞和血小板水平比之前更低了，只有 $69 \times 10^9/$ 升（正常范围：$125 \sim 350 \times 10^9/$ 升）。按照这个趋势下去，鼻出血、牙龈出血、甚至便血、呕血和尿血都可能发生。同时，她的外周血中还检出了 10% 的异常淋巴细胞，肝功能稍有异常，而接下来的各项影像学检查都没有明显的异常。

胡教授高度怀疑欣然是患登革热——一是因为她的皮疹很特别：腹部和腿上的红疹虽然已经连成大片，但是其间还有一些颜色正常的皮肤，这和过敏、麻疹以及其他传染病所引起的皮疹明显不同；二是欣然有盛夏季节的东南亚地区旅游史、蚊虫叮咬史，有恶心呕吐、肌肉酸痛的症状，还有血常规的异常表现。

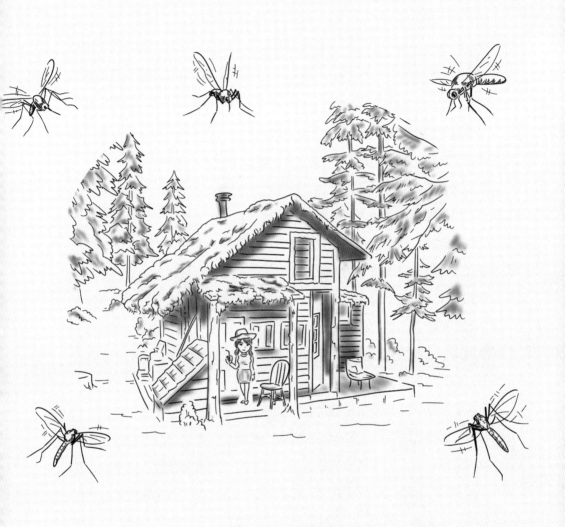

东南亚气候湿热，适合蚊虫繁殖，因此有众多蚊媒疾病在这里流行，包括疟疾、登革热、流行性乙型脑炎、基孔肯雅热等。另外，东南亚虽然没有黄热病流行，但存在黄热病蚊媒（埃及伊蚊），因此也有黄热病感染风险。值得注意的是，被感染者回国后再次被蚊虫叮咬可造成潜在的二次传播。

登革热是一种由蚊子传播登革病毒引起的传染病，好发于热带或亚热带国家和地区，尤其是在夏季。由于我国并非登革热的高发国家，而且我国登革热相对高发的地区只在两广、福建和海南一带，所以很多医生对于登革热的症状，尤其特征性的皮疹并不熟悉，也就极易漏诊。而疾控中心工作人员所说的麻疹是呼吸道传染病，好发于冬春季节，这一点和欣然的病情不相符。

由于流行地区的蚊虫叮咬可能会同时传播多种病原体，欣然入院后，医生第一时间给她安排了登革病毒核酸和抗体、立克次体抗体等多项嫌疑病原体的检查。此外，隔离和防止蚊虫叮咬以预防登革热流行也是必要的，因此欣然住进了单间隔离病房，驱蚊防蚊的措施也都一一安排。

住院第 4 天，病原体的检查出结果了：登革病毒核酸阳性！抗体 IgM 阳性！也就是说，欣然的登革热诊断明确了！"蹲点"在医生办公室门口的文辉得知这个消息后，马上打电话告知了欣然的父母。之后，这个一米九的大男生一个人跑到楼梯间，忍不住喜极而泣。

在平素身体状况基本正常的人群中，登革热是一种"自限性"疾病，也就是靠自身的抵抗力会慢慢好起来的疾病，患者只需要必要的对症治疗。但如果不能早期诊断，患者免不了要接受一轮又一轮的抗菌药物"洗礼"，其中不乏各种高级甚至顶级抗菌药物，病人发生二重感染、药物热或者药物过敏的可能性也就大大增加。幸运的欣然没有过多经历这些"冤枉药"，在医护人员的密切监护和各种对症支持治疗下，她的体温慢慢趋于平稳，发热终于不再反复，身上的皮疹慢慢消退，白细胞和血小板也都逐渐恢复了正常。

在发病整整 14 天后，欣然终于痊愈出院了。这些天，她顶着身体的不适和心理的压力，终于战胜了疾病，回到了琐碎而幸福的备婚日常之中。经过这一回历险，欣然对父母的理解，和要离开他们自立门户的志忑又增加了几分，还好有始终不离不弃的文辉一直坚定地陪伴在她身边。对生命的敬畏和感恩，对亲情、爱情的眷恋和回应，对新生活的向往和期待，也许就是这个世界生生不息地运行的动力吧。

相关案例

苗阿姨退休后，终于可以四处旅游了。有一次她和好姐妹们去热带海岛度假，回来后就突然开始发热、腹泻。苗阿姨估计是在那边吃坏了肚子，但是吃了一周消炎药都没有好转。经医生朋友介绍，苗阿姨来到感染病科就诊。由于苗阿姨除了发热、腹泻、头痛外，还有血小板明显下降和发病前的热带海岛旅游史，医生考虑可能是蚊虫叮咬导致的传染病，紧急留取血标本送检登革病毒抗体及核酸检测，果然检测结果阳性。经对症支持治疗后，苗阿姨满血复活，又可以开心地出去玩了。

医生提示

☆　**什么是登革热**

登革热是由登革病毒（也叫登革热病毒）引起的急性传染病，主要通过蚊子（埃及伊蚊或白纹伊蚊）叮咬传播，流行于全球热带及亚热带地区，好发于夏季。既往我国散发病例以输入性病例为主，主要来源地为缅甸、老挝、菲律宾、泰国等东南亚国家和地区，近年来，我国广东、云南、福建、浙江、海南等南方省份也有本地登革热流行疫情。2020 年以来，由于新型冠状病毒疫情导致跨国旅行明显减少，登革热发病人数已明显减少。

☆ 登革热会有哪些临床表现

登革热的潜伏期一般为 3～15 天，症状通常出现在带病毒蚊子叮咬后的 4～7 日，可表现为无症状隐性感染、非重症感染及重症感染等。登革热又称为"骨痛热"，是一种急性发热性疾病，患者可表现为发热、头痛、眶后痛或眼痛、全身肌肉骨骼和关节疼痛、乏力、胃肠道症状、出血性表现（如淤点、淤斑、鼻出血、牙龈出血、吐血、尿血、阴道出血）等。病程第 3～6 天可在颜面四肢出现皮疹。典型皮疹多见于四肢的针尖样出血点，以及"皮岛"样表现（融合成片的红色皮疹中散在分布的颜色正常的皮肤）等。

☆ 为避免登革热，日常应该注意哪些方面

登革热是蚊媒疾病，主要通过带病毒的伊蚊传播，这些类型的蚊子也可能传播基孔肯雅病毒和寨卡病毒。因此，预防登革热的最好方法就是保护自己不被蚊子叮咬。

○ 灭蚊驱蚊：选择合适的灭蚊驱蚊药品或物品，以及在门窗上安装窗纱等。

○ 清理积水：定期（至少每周一次）清理、擦洗、盖住或扔掉有积水的物品，如水桶、花盆、玩具或垃圾桶等，以减少蚊子在水中产卵。

○ 自我隔离：当怀疑自己有登革热，或从登革热流行地区返回后 3 周内，应注意避免被蚊子叮咬，以免造成登革热的流行。

○ 及时就诊：登革热通常在被蚊子叮咬后 2 周内出现临床表现，如果有登革热流行地区驻留史并且出现相关临床表现，要及时至医院就诊。

○ 登革热疫苗：在欧洲和美国已有登革热疫苗被批准用于登革热流行地区，但尚未被批准用于前往登革热流行地区的旅行者。

☆ 得了登革热能治好吗

登革热是一种自限性疾病，通常预后良好。影响预后的因素包括患者既往感染登革病毒史、年龄、基础疾病、并发症等。重症患者可能出现休克，大出血，意识障碍等症状，少数重症病例可因重要脏器功能衰竭而死亡。早期诊断、及早发现重症和并发症，以及必要时早期应用器官支持等综合治疗可以降低病死率。

Part 3

前年的一只三黄鸡，
今年险些要了他的命

早晨 7 点 25 分，我左手拿着一杯咖啡、右手同时扣着白大衣扣子，一个箭步冲进办公室，以迅雷不及掩耳之势抢到了仅剩的一个电脑位置。有多年的"战斗经验"傍身，我虽然还睡眼惺忪，但整个过程如行云流水，一气呵成——在交班之前抢占到有利地形，就能在交班后马上具体查看病人的新情况和最新的检查结果，待会儿就能早一点安排下一步的工作。一般来说，等下一次回过神来，基本就到午饭的时间了。

"交班了，交班了！"护士长的声音宣告着一天工作的正式开始。我赶紧咽下刚入口的咖啡，站起来听值班医生汇报昨晚新病人的收治，还有疑难危重病人新情况的处理。看她像熊猫一样的黑眼圈，估计昨晚又是被无数次叫起来处理病人，相当于做了一晚上的仰卧起坐吧，真是辛苦了，谁让我们病房都是疑难杂症呢……

"3 床新病人，62 岁，主诉：发热、咳嗽、咳痰一周，昨晚 21：00 收治入院，入院后完善相关检查……"3 床是我主管的床位，我同情值班医生的思绪立马被拉回到了现实。

这个主诉听上去像普通的肺炎，但这么晚从门诊收进来，是有什么特别的情况吗？我迅速翻了一下他的入院记录：发热、咳嗽、咳痰，既往有糖尿病、高血压，吸烟还喝酒；最近的验血显示，白细胞比较高，炎症标记物 C 反应蛋白非常高，再高一点就高于机器检出上限了；门诊的胸部 CT 片上能看到右肺多发斑片影，部分实变。这是一个常规的社区获得性肺炎吗？但是病程总共只有一个星期，就能进展到这么严重的程度？是不是没这么简单？

交班结束之后，我把余下的半杯咖啡迅速灌进肚子，感觉已经基本开启了"战斗模式"。我迫不及待地要去床边看看他们，尤其是这个新病人老刘。

"咳，咳，咳……"我还没进门就听到了剧烈的咳嗽声。到了 3 床床旁，我看到一个面相不老，但却步履蹒跚的男病人在家属的搀扶下从卫生间走过来，他额头上还留着退热冰贴，消瘦的身形在宽松的病号服里晃来晃去。

"你好，我姓黄，是你的主治医生……"医患之间的合作关系正式建立。

待他坐定，我给他测了指尖氧饱和度，81%（正常人一般在 95% 以上）。"这么差啊"，我心里嘀咕了一下。接着给他接上鼻导管吸氧，又用听诊器听了听肺，右下肺有湿啰音，右中上肺局部有哮鸣音，这和 CT 片上的病灶相符。

"医生，咳咳……"老刘一边咳喘着一边问我，"我最近越来越喘了，是不是快不行了？最开始就是着了凉，谁想到就成了这个样子！要是得了不好的病，你们可千万别瞒着我啊……""爸，你怎么又说这个！"病人家属埋怨道。我赶紧安慰他们："检查都还没做，别自己吓唬自己。"

上午 9：00，主任查房开始。除了我们科室的医生之外，还有实习医生、轮转医生、进修医生、临床药师，把办公室挤得满满当当。

　　"3床，62岁，浙江人，发热、咳嗽、咳痰一周……"床位医生汇报完病史，照例应该大家发言讨论病情，但是胡教授在这个档口颇有内涵地笑了笑，让准备发言的各位都觉得有点心里没底了。

　　"患者受凉后急性起病，发热、咳嗽、咳痰、气促，胸部CT见右肺多发病灶，首先应该考虑是社区获得性肺炎吧。"

　　"也要考虑支气管肺癌。但是他的肿瘤标记物并不升高，可能需要做个支气管镜检查明确一下。"

　　"患者外院治疗效果不佳，会不会是普通细菌以外的病原体？"

　　"这个影像学会不会是曲霉过敏导致的ABPA（变应性支气管肺曲霉病，以下简称ABPA）？可以再问问患者接触史，完善下特异性IgE检测。"

　　大家各抒己见，但是都能感觉出还没有抓到胡教授那一笑的内涵。

　　"来，大家再来仔细看一看片子。"胡教授把电脑上的CT图像从肺窗切换到纵隔窗，再放大："你们说得都很好。但是你们看这里，这根支气管里是不是有个东西？"

　　"是哦，是有个东西堵在这里！"

　　"是不是痰啊？刚刚听汇报病史说他痰很多。"

　　"应该不是痰，痰应该是低密度的，这个东西密度很高。"

　　"就是，和同一层面的胸椎骨的密度差不多。"

　　"怎么会，支气管管腔里怎么会长出骨头来？"

　　"那会是什么呢？"

　　……

　　一番头脑风暴，每个人都开足马力，大脑引擎全负荷不间断地输入、输出着。

　　眼看着大家一步步接近真相，胡教授笑呵呵地提醒大家："正常管腔里是不会长出骨头的，但是可以在吃饭的时候呛进去动物骨头呀。"

"哦！"大家疑惑得解，恍然大悟，又纷纷讨论起来。

"怪不得他说痰多，支气管堵牢了，里面的分泌物排不出来，发生阻塞性肺炎了！"

"从嘴里进去的东西，肯定还带进去了好多口腔细菌。"

"不把这东西拿出来，肺炎肯定好不了，这片肺就要废了。"

"不过也是够隐秘的，这么细小的东西在 CT 上真的很难发现，怪不得之前没有医生看出来。"

"现在能拿出来就彻底解决问题了。"

七嘴八舌之间，床位医生把老刘叫到办公室："老刘，你仔细想想，你发病之前有没有吃东西时呛着什么？"

"没有啊。"

"你再好好想想。"

"对，再好好想想。"

"真没有！"

怪了！究竟是怎么回事呢？为了明确诊断，我们给老刘安排了次日的支气管镜检查。

我陪老刘到了支气管镜室。检查时，我屏住了呼吸，紧紧盯着屏幕上从内镜摄像头下传来的画面，看着它一步步靠近那根有嫌疑的支气管。果不其然，到了右主支气管时，屏幕上赫然出现了一个黑乎乎的异物，明显是外来的不速之客，把支气管堵得严严实实。周围的黏膜肿胀，还有大块的肉芽组织增生，简直不敢想象老刘遭了多少罪。

圈套器进入，套扎，取出。异物取出的一瞬间，支气管内瞬间涌出了一大股脓性的、黄绿色的分泌物。仔细打量取出体外的异物，发现是一个有点弧度的骨头，比较尖的那一头已经被支气管内壁磨得有点圆钝了。

"老刘，你看，你的病根给你拿出来啦！是块骨头，都快被你磨成珍珠啦！"我们一边拍照记录，一边告诉老刘这个好消息。老刘的支气管镜检查刚刚结束，听了我说的好消息，一脸疲惫却掩饰不住兴奋和激动。

拿着报告回到病房，大家迅速地围了上来，听说真的取出来一块骨头，办公室都要沸腾了。

"老刘，你再好好想想，是不是呛过什么东西忘记啦？"

"对呀对呀，最近没有的话，再往前想想。"大家对老刘穷追不舍。

"我没事就爱喝个酒，可能是喝醉的时候稀里糊涂呛进去什么。"老刘有点心虚，讲话也不像昨天那么肯定了。

"哎，爸！你前年不是有过一次醉得厉害，后来得了肺炎，还住了好几天院呢！也是我陪的床！"一旁的老刘女儿突然提供了线索。

"啊对！"老刘一拍大腿，"对，那次你大伯拎了一只三黄鸡来咱家，我好像喝得有点多，后来就开始咳嗽，住院用了药就好了，没太当回事。难道是……"

"这就对了！"办公室里又是一阵兴奋，好几个实习医生已经在编辑准备发朋友圈的内容了。

老刘支气管内的异物阻塞已经解除，但增生的肉芽肿需要等病情好转一些再处理掉。我们给老刘用上了针对性的抗感染药物，他的发热和咳喘都很快好转了。2 周之后，老刘在全麻下再次做了支气管镜诊疗，切掉了增生的肉芽肿，病理报告也符合我们的临床诊断。复查胸部 CT 时，他右肺的病灶也明显吸收了。

老刘出院的那天，一家人喜气洋洋地和我们道谢道别。我跟他打趣："病好了是个喜事，要不要喝上两盅，搞只烧鸡庆祝下？"没等老刘说什么，老刘女儿抢先说道："让他想都别想，就因为那次喝酒，住了两次医院了，次次都折腾得不轻，回去就把他的酒都没收！"老刘似乎还想说点什么反驳的话，但似乎也没找到什么有力的说辞，只好说："你说的都对，我不喝了还不行嘛！"

相关案例

半年前，王阿姨查出来肺炎，断断续续吃了很久的药，复查CT却发现肺部的感染灶一次比一次大。为了查明原因，她做了支气管镜检查，医生发现她的支气管管腔完全被新生物阻塞。考虑到可能是肿瘤，胸外科医生给王阿姨做了胸腔镜下肺叶切除，病理没看到肿瘤细胞，却提示支气管内有异物组织。多方复核之后，认为可能是一块辣椒皮。折腾了大半年的毛病终于查明了原因，这块不知何时被吸入的辣椒皮着实让她的身体和她的钱包都损失不少。

身体一直硬朗的老刘已经咳嗽快一个月了。他来医院做检查，医生告诉他是肺炎，吃点药就能好。可是药吃了2周，仍然没有好转的迹象。老刘来到感染病科门诊，医生发现他的支气管管腔内有一块不规则的高密度影。在医生的劝说下，他接受了支气管镜检查，检查中钳出来一块骨性异物。老刘仔细想了想，2个月前有次喝鸡汤，呛了一口，当时咳嗽了很久才平息下来。真没想到是被这鸡骨头害惨了。

☆　气道异物是如何引起肺炎的

异物长期存留于支气管内，会引起支气管壁黏膜水肿、肉芽组织增生，进而导致支气管管腔狭窄或堵塞，异物越发难以咳出，可引起阻塞性肺炎、肺不张、支气管扩张、咯血、肺脓肿甚至纵隔脓肿等严重并发症。

☆　气道异物引起的肺炎有哪些特征

气道异物引起的肺炎多见于老年人，其临床表现多不典型，不少因发病过程隐匿且难以追溯到明确的异物吸入史，而被漏诊和误诊。对于老年病人，如临床表现为反复咳嗽、肺部炎症，而且抗感染治疗效果不佳时，即使没有异物吸入的主诉，也应该警惕有气道异物的可能，应积极帮助其回忆有无异物吸入或较长时间的呛咳史。

☆　如何预防气道异物

在进食时（尤其是小朋友），不可以引逗哭笑、说话以及惊吓，以免将食物吸入或呛入气管，引发窒息等情况出现；呕吐时，需要将头偏向一侧，有利于呕吐物吐出，以免将其吸入气道；异物卡喉时，不要用手指挖取，更不能采用吞咽大块食物的方法，以免将异物进一步误吸入气道，应当采用正确的方法诱其咳吐出，或在医生的帮助下将异物取出。

夜半的"血"案，
谜底藏在荒废已久的阁楼里

　　　　　　　　　　　　　　"和了！"

　　　　　　　　　　　　　　"老李今天手气不错啊，一瓶
　　　　　　　　　　　　'洋河大曲'稳拿了。"

　　　　　　　　　　　　　　"咳咳咳。"

　　一迭声的咳嗽把老李从麻将和牌的美梦中拉回到现
实，他突然感觉到喉咙口一堵，"又有痰了"，睡眼朦
胧的老李只好起来去卫生间吐痰。

　　"老伴！快来！快！"惊慌失措的声音从卫生间传
来，吵醒了正在熟睡的老伴。

　　"什么事啊大半夜的，睡得正香呢。"老伴揉着眼
睛嘟哝着，不情愿地进了卫生间。

　　"啊！"老伴的惊呼声划破了夜晚的宁静。白色马
桶里，一团鲜红血块在清水中显得分外刺眼。

　　老李和老伴都吓得面如土色。老伴赶紧唤来儿子小
李："儿子，你爸吐血了！"

　　孝顺的小李连夜带着父亲去看急诊。验血、拍片、
输液，一套流程走完，天已经亮了。医生说，老李吐出
的血是从肺里来的，是咯血。在这次咯血之前，老李能
回忆出的和肺有关的症状，比如咳嗽、咳痰其实已经持
续 8 个月了，最近 4 个月还有后背痛。他的片子上，右

肺有一大片病灶，应该就是咯血和背痛的源头，但是这片病灶究竟是什么还不好说。毕竟是老李年纪也大了，而且近来还瘦了不少，不能排除肿瘤的可能。

老李察觉到医生说"肿瘤"这两个字的时候刻意压低了声音，还给小李使了个眼神。老李感觉天都要塌了，小李也慌了神，赶紧请假带着父亲看了胸外科门诊。医生说，老李这个情况，确实不能排除肿瘤，可以试试给老李开刀，但是开刀之后可能有后遗症。看到小李抓耳挠腮地左右为难，医生又说，他们也遇到过当成肿瘤开了刀，结果切下来的东西化验出来不是肿瘤的情况，建议他带老李去上级医院看看，再做做检查，真是肿瘤再来开刀也不迟。老李听了，感觉像溺水的人抓住了一根救命稻草，不住地道谢。

接下来的几个月，老李全家专心求医问药，走遍了当地大大小小的医院，有点名气的医生名字都背下来了，可是这病还是没诊断明确。有说是肺结核的，有说是肺脓肿的，也有说就是肿瘤的。抽血三六九，吃药天天有，但是这病一点没好转，咯血还越来越频繁了。老李觉得这个病把全家都拖累了，但是看到不时咳出的红色血痰，他又真心害怕。隔壁老张提醒他会不会是撞了邪，老李和老伴就开始在看病的间隙里见庙烧香，遇山拜佛。

眼看着父母都快魔怔了，连日奔波的小李自己也急得起了满脸的痘。他决定带父母到上海的医院去看看，能看好最好，要是还看不明白，回去开刀也甘心了。有个医生给小李推荐到了感染病科胡教授这里，说是听过他的课，对这种疑难的肺病很有一套。小李赶紧在网上约了胡教授的门诊号，带着父母，还有历次检查总共十来斤的 CT 胶片，飞到了上海。

诊室里，胡教授把胶片一张一张放在读片灯前仔细阅片，前后对比。胡教授每换一张片子，老李的心里就"咯噔"一下；等教授把片子看完，老李感觉贴身的衣服都潮湿了。

"教授，是癌吗？"老李的声音有点颤。

"老先生的病，可能是曲霉菌感染，需要住院做进一步的检查，诊断清楚再针对性地用药。你在起病以前，有没有接触过发霉的东西？有没有做过大扫除、打扫卫生之类的？可以先办住院，心情放松了再慢慢回忆一下。"

老李原来在乡下住的老房子，有间阁楼是用来储藏旧物的，很多年都没人进去清理过了。前段时间村里通知要拆迁，他就寻思把阁楼里那些陈芝麻烂谷子倒腾一下，看看有没有还能用的。那天在昏暗的阁楼里，随着老李翻箱倒柜，灰尘也开始在灯光下起舞。冷不丁一扇斜倚着的破门没放稳，猛地砸在地板上，四下里顿时腾起了大团的烟雾，积攒了 20 年的陈年老灰瞬间充满了整个房间。"醇厚"的口感呛得老李涕泗横流，他夺门而出，咳了半天才缓过来。打那以后，从嗓子痒到咳嗽，这个病慢慢地就这么来了。

听着坐在感染病科病床上的老李回忆这段"尘封"的往事，病床前的医生们瞬间露出一副"懂了"的表情。他们已经认真阅读了老李的验血报告和 CT 胶片，都觉得和病房过去收治的许多患者类似，像肺曲霉菌感染。刚刚老李的回忆，更是给他们的初步诊断增加了砝码。陈年的灰尘中可能含有大量霉菌孢子，老李很可能就是因为吸入这些灰尘引起曲霉菌肺部感染，正如胡教授在门诊的判断那样。

小李和母亲听了医生的分析，后悔得捶胸顿足——拆迁的钱，差不多已经有一半花在前期治病上了，人还遭了这么大的罪，何苦！

尽管心中有了八成把握，但马上给老李应用抗真菌药物还为时尚早。一来，抗真菌治疗药物价格贵，疗程长，不良反应也不少，要有确凿的证据才能用；二来，对于老李这样一个 70 岁的老年人，肿瘤的风险始终是达摩克利斯之剑，是要特别小心的。

"老先生，根据您现在的情况，我们建议您还要做个经皮穿刺肺活检。"

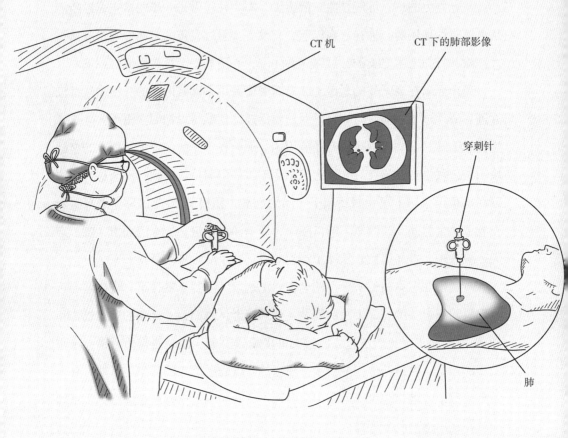

CT 机

CT 下的肺部影像

穿刺针

肺

CT 引导下经皮穿刺肺活检术是在 CT 成像的引导下穿刺取得（一般为病变部位的）肺组织，是确诊不明原因肺部疾病的重要手段。

顾名思义，经皮穿刺肺活检就是用一根中空的针经皮肤穿刺到病灶的核心，然后通过针管取出病灶组织标本。取出的组织标本可以做各种检查，包括细菌培养、药敏试验以及病理检查等，从而为疾病的诊断、治疗提供至关重要的参考。这种操作创伤小，速度快，安全系数高，且只需要局部麻醉，"性价比"相对较高。

穿刺操作很快，半个小时之后老李就被轮椅推出来了，过程中也没觉得不舒服。在这之后，围绕着穿刺出的肺组织的各项检查，轰轰烈烈地开工了。

病理检查报告：纤维组织增生，慢性炎细胞浸润，局部组织坏死，见真菌菌丝，针对真菌的特殊染色 PAS 染色（过碘酸希夫染色，以下简称 PSA 染色）阳性。

肺组织病原基因检测：检出烟曲霉序列。

肺组织真菌培养：烟曲霉阳性。

随着检查结果一项项出来，老李疾病的证据链逐渐形成：有大量真菌孢子灰尘吸入的病史，有咳嗽、咳痰、咯血的症状，有符合真菌感染的实验室检查和 CT 表现，有组织病理学和病原学证据，基于以上，老李由吸入引起的肺曲霉病诊断明确。

在感染团队中临床药理专家的协助和对患者血清药物浓度的密切监测之下，医生为老李制订了个性化的抗烟曲霉菌方案。用药后，老李再没咯血，咳嗽、咳痰也逐渐好转，背痛也慢慢消失了。两周后，老李带着口服药物出院了。

再一次来门诊随访的时候，老李的症状已经明显改善了，原先凹陷进去的脸颊也明显饱满红润了不少。他紧张地等待着胡教授对他随访肺部 CT 的评价。当听到"较前明显吸收"的评语时，老李开心得像考试名次进步了的孩子。

"胡教授，不瞒您说，我爸当时向隔壁床打听到咱们医院附近有个龙华寺，还想去拜一拜呢。"小李说。

"后来呢？"

"你们这里效率太高，还没来得及去，你们就给明确诊断了。"

"这次来上海，我要带爸妈在附近转转，那个龙华寺也去一下，圆他老人家的心愿。"小李笑得格外轻松，脸上的痘已经都消下去了。

相关案例

身为装修队工头的陈大叔每天要和各种旧家具和灰尘做斗争，虽说正值年富力强之时，但反反复复的咳嗽、黄痰却已经困扰了他整整 4 年，胸部 CT 报告了令人害怕的"右肺多发占位"。感染病科发现，原来陈大叔也是因为吸入曲霉菌而引起的肺部感染性病变，在药物治疗后病灶逐渐消失了。

80 岁的朱奶奶长久以来一直有肺病，反复不断地咳嗽、咳脓痰，最近因为症状突然加重和肺部炎症明显增加住进了感染病科。医生在她的痰中也找到了曲霉菌，经过抗曲霉菌治疗后炎症逐渐吸收。一打听，原来朱奶奶家里的墙皮因为潮湿长了一片很大的霉斑。

医生提示

☆　什么是曲霉菌，它有哪些特性

曲霉菌是一种环境中常见的真菌，在温暖、潮湿、有机物丰富的环境中容易生长繁殖。曲霉菌的抵抗力强，在干燥环境下可存活数月甚至更长。120℃干热 1 小时或煮沸 5 分钟才能杀死曲霉菌。曲霉菌在常用消毒剂如过氧乙酸和含氯消毒剂中一般经 1 ~ 3 小时才能被杀灭。

☆　曲霉菌是如何感染人类的

曲霉菌在生长繁殖过程中，可产生大量分生孢子。在密闭的环境中，木质家具、纸张等的霉变会滋生大量的曲霉菌。由此产生的孢子会持续释放并可长时间悬浮在空气中，也可以随风四处漂流，即使沉降在物体表面和地面积灰中，也会随人员走动重新漂浮。人吸入这些曲霉菌孢子，即有被感染的可能。当然，感染是否会发生以及严重程度与否，与吸入孢子的多少和人体自身免疫力的高低有关系。

☆　如何避免感染曲霉菌

避免与曲霉菌接触，尤其对免疫力差的人群来说，是预防曲霉菌感染的最重要方法。估计环境中曲霉菌浓度高但又必须进入现场时，应保证通风，同时全程佩戴 N95 口罩。

一次游泳开启的
"潘多拉魔盒"

大周来看门诊的时候，是一个夏日的午后。阳光炙烤着马路，知了的叫声铺天盖地。相比之下，茂密绿树和古朴凉亭环绕的门诊楼倒成了沙漠中的阴凉绿洲，或许能让就诊患者焦虑的心情舒缓一下。

大周进诊室的时候喘得厉害。他看起来只有四十出头，还算健壮，但是垂着头，除了咳嗽，并不怎么出声。他的头发被汗渍得一绺一绺的。最重要的是他老婆说的第一句话：发烧、咳嗽十来天。

来看病的人，如果能自己声情并茂、中气十足地讲述病情，即使头破血流、场面难看，也很可能问题并不大。但如果是沉默的病人，即使健壮，即使症状只是普通的发热、咳嗽，也很可能是重病人。越是病程短，越可能是急的、重的病。病人越年轻，医生承载的责任和期望也就越大。

"年纪轻，病情重"，我心里想。用指氧饱和度仪一夹，果然，只有95%！氧饱和度是指血液中氧的浓度，正常人一般在98%以上，氧饱和度下降最常见的原因就是肺部疾病，表现为气喘。这个患者有发热、咳嗽、氧饱和度低，很可能是比较重的肺炎。

从家属的陈述和当地检查报告里，我组合出这样一个故事：他 3 周前去三亚旅游，在酒店游泳时呛了水，之后开始头痛、40℃高烧、干咳，还有上吐下泻，曾经用过抗菌药物头孢菌素和依替米星，但没什么效果。

"胶片拿来看看。"我打断了家属滔滔不绝的陈述。家属愣了一下，"哦，对，拍过片。"家属慌里慌张地在一个很深的大袋子里淘宝式地翻找着，翻出来折了角的挂号单、印着景区广告的停车场发票、被水打湿的药盒，终于在最下层翻出了胶片。

怪不得家属有些慌乱，这患者不是普通的肺炎，两天前拍摄的胸部 CT 显示，患者双肺有多发的炎症病灶，有的已经实变了。

"病情很复杂，很重。这张 CT 是前几天拍的，病灶已经非常广泛，这两天病情很可能进一步进展了。"我尽量说得委婉些，但是患者的病情实在找不到什么能委婉的点。病人家属眼睛里闪过泪花，又忍了下去。很显然，她已经在当地医生那里得知过这个消息，只是在我这里，她侥幸的希望破灭了。

"马上办住院吧。"我觉得其他安慰的话都很苍白无力，这话是我唯一能安慰到她的了。

"好的好的。谢谢谢谢！"

第二天我一到病房就听说，三亚回来的那个病人，CT 加重了。虽然是意料之中，但不禁为他捏了把汗。又听说他肝功能不好，心肌酶也高，顿感情况越来越复杂。好在今天是教授大查房，科主任胡教授会组织大家一起讨论。

"这个病人可能是什么病原体感染？"

"我国社区获得性肺炎最常见的病原体是肺炎链球菌，但他在当时用过这方面的药，没什么效果。"

"短期内病灶进展、高热、抗细菌治疗无效，会不会是病毒感染？病毒可以同时侵犯肝脏和心肌，导致相应的指标升高。"

"可是病毒怕热，夏天的病毒感染很少见，而且他新冠病毒核酸检测也是阴性的。"

"患者呛过水，可能会误吸口腔里的厌氧菌；当然也可能误吸来自水中的病原体，比如铜绿假单胞菌。"

"有道理，一般的抗细菌治疗覆盖不到这两类细菌，所以当地治疗没见成效。"

"其实看片子也可能是不典型病原体，要不我们先经验性地用用阿奇霉素或者左氧氟沙星试试看吧？哎，不行不行，这人有禁忌证，心电图 Q-Tc 间期延长。"

大家讨论得热烈又投入，这其实是感染病科特有的工作常态。由于我们科室病人的复杂性，这种讨论每天都会发生无数次。患者每用上的一个药，都是我们结合了病史、症状、体征、实验室检查、影像学、病理、细菌培养、药敏结果等，再绕过禁忌证、药物相互作用，考虑了费用高低、是否在医保范围内等因素，最终综合决定的。一个不起眼的药，很可能是对患者唯一的选择，甚至是足以影响他 / 她命运的决定。

"大家分析得很好。刚刚讨论的厌氧菌也有可能，我们可以先经验性地用上广谱抗菌药物覆盖这些可能。但我觉得，大家还可以再扩展一下思路。"胡教授启发大家，"大家展开想想，患者旅游肯定会住酒店，夏天又肯定会吹空调，又在游泳时呛了水。酒店、空调、泳池水这三个关键词其实都指向同一种不典型病原体的可能。"

"军团菌！"

"这个好少见呀！"

"对，想到这个病原体，患者病灶的形态和进展速度、肝转氨酶高、心肌酶高、伴有腹泻这些症状是不是就都可以解释了？只是军团菌不能通过常规办法检测到，容易漏诊，就显得极为罕见。"

"但是刚刚不是说，对于军团菌的治疗，病人有禁忌证呀！"

"兵来将挡，水来土掩！要真的是这个的话，我们只能把四环素类药物这种老药翻出来用了。"

"对的，真是的话，这是他唯一的选择，其他有用的药物他都有用药禁忌。给他预约最早的支气管镜检查吧，这个菌常规培养很难，支气管镜取得的标本务必要送检病原基因检测，是不是军团菌或其他少见的病原体感染，就看这个检查了。"

第二天一早，大周成功做上了支气管镜检查，取到了宝贵的肺泡灌洗液标本，在送检常规检查的同时，病房医生还一刻不耽搁地将标本送去做病原基因检测——这个检查是新兴的非常规技术，是诊断的重要参考，当然也很贵，做一次需要 3 000 元，这是我们和患者反复沟通之后、患者才下决心做的。

检测结果需要等待 2 天的时间。这两天里，病人用着广谱抗感染治疗和保肝之类的辅助治疗，觉得心里有底了。但是我们心里明白，我们的谜团还没有彻底解开，患者的用药方案还不一定是最稳妥的。

经过 2 天的焦急等待，结果出来了：嗜肺军团菌！可以说是完美印证了我们的想法。以前类似的病人也有，但能得到证实的却不多。我们马上换用了四环素类药物——多西环素，这个绿色的胶囊是大周唯一的选择，是他的"救命药"。但是大周当然不会知道，这粒药背后有多少思考和讨论，多少担心和期盼——他只知道医生今天查房后给用药了，上午一粒，下午一粒，每粒一元八角钱。

2天后，大周的气喘好多了，各项指标也都明显好转。1周之后复查胸部CT，病灶也吸收了。我们也觉得心情舒畅——他的诊断和治疗堪称教科书般的完美。

但是后来发生了一件事，让这个结局似乎不那么完美。管床医生说，通知大周出院的时候，听到了他在和一个以前没出现过的家属模样的人在聊天。

"外边治了一个多星期没治好，这边给治好了，这边真挺灵的。"

"都来这么大的医院了，肯定能治好的呀。你做了什么贵的检查没？"

"做了一个，有个什么测序，3 000块。医生后来说就是这个查出来的。"

"3 000块啊，这怎么会查不出来？是他们一定要你做的？"

"也没有说一定，就说这个检查挺有用的，要是用其他检查方法就很难查出来。"

"那也够贵的，啧啧啧。"

这时候大周老婆回来了，说："做都做了，说这些干什么。再说，幸好做了，不做还不是得发烧。"

管床医生回到办公室，忍不住唏嘘了好久。

我凝视着窗外，不禁出了神。车辆川流不息，人们步履匆匆，在这永远全速运转的都市里，医院确实只是一个临时停靠、补给修缮的驿站。然而在这里，奥妙的人体和庞大的微生物种群交汇、碰撞，形成纷繁复杂的迷宫。作为医生，我们踩着高跷小心翼翼行走其间，用经验、用思考、用勤勉、用良心尽力给每一位患者最快捷最准确的诊断和最合适最及时的治疗。完美并非常态，结局总有参差；世事岂如人意，但求无愧我心。

医生提示

☆　什么是军团菌肺炎

军团菌肺炎是由军团菌感染引起的肺部炎症，首次暴发于 1976 年费城一场美国退伍军人参加的会议。该病占社区获得性肺炎病因的 1%～10%，好发于天气炎热的夏秋季节，而这段时期恰是大多数肺炎发生的低谷。最常见的军团菌是嗜肺军团菌，可引起重症肺炎，如果没有早期针对性使用抗菌药物，通常会导致死亡，发生率为 1%～10%，而免疫抑制患者病死率可达 50%以上。

☆　军团菌一般存在于哪里

军团菌存在于水和土壤中，常经未定期消毒和微生物检测的酒店、公寓楼等大型设施的供水系统（包括淋浴喷头、水龙头）、中央空调冷却塔、广场景观喷泉、热水浴飘出的水雾吸入肺部而引起感染。

☆　军团菌肺炎的症状及特点有哪些

军团菌肺炎的症状多出现在接触病原体后 2～10天，主要表现为咳嗽（常不伴咳黄痰）、气促、发热、肌肉酸痛、头痛等；也可出现嗜睡、腹泻、恶心等。当出现以上症状时，应马上就医，并告知医生近两周内有没有在酒店住宿。不同于其他细菌性肺炎，军团菌肺炎患者的白细胞往往不高，同时还会存在肌酸激酶升高、血钠降低等异常血检指标。

☆　如何预防军团菌肺炎

目前没有关于军团菌肺炎的有效疫苗。预防该病的关键是减少军团菌生长和传播的风险。酒店、公寓楼管理人员应对供水系统、空调系统进行常规检查和消毒；在自己家中，也应对浴室淋浴器定期消毒，保持清洁。避免口鼻吸入淋浴水龙头、泳池和景观喷泉中的水，引起呛咳。此外，适当锻炼，增强机体免疫力，也可降低感染风险。

☆　军团菌肺炎的治疗措施有哪些

军团菌肺炎的治疗首选喹诺酮类、大环内酯类及四环素类药物。军团菌对治疗肺炎的常用抗菌药物如对 β - 内酰胺类（如青霉素、头孢菌素等）和氨基糖苷类（如阿米卡星、庆大霉素等）耐药。研究发现，即使在疾病初期接受有效用药，军团菌肺炎患者的症状在短期内（5～7天）也无法显著缓解，故常常需要至少 2 周的抗感染疗程。

血溅木雕，
他能否逃出"山神的诅咒"

"爷爷我想要个小猫。"

"好！"

"爷爷你上次给我刻的小狗和
我家小黑不像！"

"那，拿过来我给你改改吧。"

"爷爷我想要个小猪佩奇，我弟弟想要奥特曼。"

"啥是佩奇，啥是奥'拓'曼？"

"爷爷你连这个都不知道啊？"

"真没意思。"

围着老何的小朋友们跑跳着散了，老何怅怅的，站起来要唤住他们，突然一阵咳嗽，喉咙一腥，一口血溅到了面前一块未完成的木雕上。

老何家是木雕世家，镇上大户人家的雕梁画栋和亭台游廊都出自他们何家先人之手。祖传的绝活到了他这里更加精细逼真。一双巧手一凿一刻，山里的狐狸和枝头的鸟，就活灵活现地出现在他手底下。好像你一拍，它们就能叫出声来。做了一辈子木雕，老何这几年感觉体力慢慢变差了，木器活越做越慢，也不如年轻时候弄得精细了。去年冬天还开始咳嗽，本以为天气暖和一点会好，没想到越来越厉害了。

看着眼前的血，老何心里咯噔一声。他见过父亲咯血，从那时起，父亲的身体就像秋后的草一样枯萎下去。父亲曾说，他们何家伐木雕刻，触怒了山神，咯血是山神的诅咒。当老何还是小何的时候，根本不把这些当回事，和父亲犟着非要学木雕。现在年纪大了，莫不是终究逃不出这诅咒？

老何老伴看到血，吓了一激灵，赶紧把老何送到县医院。医生给拍了片子，支开老何，和他老伴说："病人肺里长了个窟窿，所以才咯血的。"老何老伴的眼泪一下子就涌了出来："我们村赵铁匠也是咯血，医生说肺里长了东西，后来说是肿瘤，没半年就走了。我们儿媳刚怀上，老头子不会见不到了吧……"医生赶紧安慰说："肿瘤有可能。不过也可能是其他原因，比如感染之类，先消炎治疗。"

老何从此就天天去县里输液。他没再咯血，但咳嗽一点儿也不见好。这事终于瞒不过老何的儿子小何，他赶紧把父母接到城里看病。他小时候也听说过山神诅咒的传言，现在已经大学毕业的他对这种传言自然是不信的。但是病在自己父亲身上，他也有点慌了。

小何又带着老两口去一家更大的医院看了医生，又抽血又做 CT，医生看了片子，说肺里的窟窿一点也没好，老何要么是肺癌，要么就是个疑难杂症。后来有同事建议，说公众号上看到上海有家医院的感染病科专门看这些疑难杂症。小何赶紧在网上挂了专家号，他心里暗暗想：到这种医院看病，基本就到顶了。

感染病科潘教授是位干练又细心的女医生，看到老何走进诊室气都喘不匀，赶紧让他坐下，再把十几张 CT 片一一看过。

"病人这个年纪，确实要警惕肿瘤。病灶基本没吸收，不太像普通细菌感染。你以前有没有什么慢性病？平常是干什么工作的？家里有没有什么东西发霉了？"潘教授快人快语，开门见山单刀直入。

"有糖尿病，吃着药呢。"

"我们家老何是木匠，家里木头多，多少年的老木料他都当成宝舍不得扔，有的确实有长毛的。遇到好木头，他睡觉都会放被窝里，说是要借人气，刻出来的物件才有灵气。可是，这跟肺里的窟窿还有关系？"

听到这里，潘教授眼睛一亮：密切接触发霉木材，可能导致真菌感染，这可能就是患者肺部空洞和咯血的原因。

"老何，你这个可能是真菌感染，得住院做肺穿刺检查。"

"穿刺？是不就是开刀啊？遭不遭罪？"老何一听不是肿瘤，心里刚有点高兴，又被"穿刺"这个新名词吓住了。他们看了这么久的病，第一次遇到医生没说打针吃药，而是要做穿刺的。

"不是开刀，不太疼，是用一根空心针戳进病灶里，取一块组织出来化验。搞清楚是什么病，治疗才能对路子。不然稀里糊涂用药，又伤身体又花钱。"

两口子连连点头："住院，我们愿意住院查。"

办妥住院手续，隔壁几张床上的患者就和老何寒暄起来。老何发现这里的病人五花八门，生什么病的都有；有的病还只有外语名字，外面折腾几个月没看好的病人远远不止他一个。一时间，老何竟然有种游击队员找到组织的感觉。

老何的各项检查也在医生的指导下有条不紊地进行：

第一天，血隐球菌荚膜抗原阳性，滴度 1∶1 280（强阳性）。

第二天，进行肺穿刺。医生没说假话，肺穿刺确实不太疼，老何还没做好忍痛的准备就做完了。

第三天，肺穿刺标本的病理初步结果回报：肺组织病理片见较多孢子，PAS 染色阳性，考虑隐球菌感染。

第四天，肺组织病原基因检测结果回报：检出大量新生隐球菌序列。

第五天，头颅 MRI 及腰椎穿刺脑脊液检查，结果基本正常。

至此，医生说老何的疾病明确诊断了，叫作新型隐球菌肺炎。隐球菌是一种真菌，新型隐球菌是国内最常见的一种隐球菌，主要存在于土壤、腐烂的木材和鸟类排泄物，尤其是鸽粪中，最常引起的是肺部和脑部的感染。老何生病应该就是长期接触腐烂木材，吸入了大量隐球菌孢子，进而感染了肺部。一般说来，隐球菌肺炎的症状大多不明显，以乏力、盗汗和干咳为主，老何这个咯血症状是隐球菌肺炎里比较少见的。给他安排的头颅 MRI 和腰椎穿刺脑脊液检查，是为了排除脑部感染，万幸的是，老何的脑部没有病灶。

医生给老何用上了针对性的抗隐球菌药物氟康唑。随着新药的服用，老何的咳嗽逐渐好转了。"主任啊，这回真的好了，原来一宿一宿咳嗽，现在能睡整觉了，真是太感谢你们了。"查房的时候，老何老伴向潘教授报喜。

"老何胸部 CT 上病灶有吸收，我们批准你回家啦。回去要继续吃药，病灶才会彻底好转的。"潘教授也嘱咐老何一家。

"太好了，太好了！你看我就说不是山神作梗。"老何老伴乐开了花。

"山神？什么山神？"

"没有没有，我老伴说遇到你们三生有幸。"老何连连摆手，有点不好意思。

"那些发霉的木材别再留着了，再做木雕可得记得戴口罩啊！"

"保证，保证。"老何两口子异口同声。

老何回到家，邻居们都过来探望，小朋友们也围了上来："爷爷，我妈说你遇到小怪兽了，这个就是奥特曼，能帮你打怪兽。""爷爷，这个棒棒糖就是小猪佩奇，妈妈说你生病了要吃药，吃了这个糖，药就不苦了……"

老何打眼一看："嗨！我还以为多复杂，爷爷病好了就给你们刻！"

相关案例

　　老张已在加拿大定居多年，自家小花园里养了一只颜色炫目的蓝孔雀，给他在 YouTube 上涨了不少人气。今年体检，他发现肺里新长出好几个小结节，赶紧乘飞机回上海看病。感染病科门诊医生结合检查结果和患者病史，考虑格特隐球菌（加拿大常见的隐球菌种类）感染。门诊抗隐球菌治疗后，老张肺里的小结节逐渐吸收了。

　　赵姐本来身体健康，今年检查新发现肺里有大大小小好几个结节，可把一家人愁坏了。儿子带着她去了好几个医院，都怀疑肿瘤，连 PET-CT 都做了，就打算去开刀了。临门一脚之前多想了一下，挂了个感染病科的号。在感染病科一查，血隐球菌荚膜抗原阳性，是隐球菌感染！原来，她过年回老家的时候，用鸽粪给家里菜地施了肥。医生说很可能就是这鸽粪惹的祸！赵姐听医生话按时吃药、定期复查胸部 CT，6 个月后结节都吸收了。

医生提示

☆　什么是隐球菌

　　隐球菌是一种真菌，由于菌体有折光性强的荚膜包绕，不像其他细菌和真菌容易被显微镜发现，故称隐球菌。

☆ 隐球菌是如何感染人类的

隐球菌可在我们的居住场所生长，土壤、腐烂的木材和鸟类排泄物中都可能含有隐球菌，干燥的鸽粪是隐球菌最重要的传染源，一般是通过吸入或直接接触而感染。隐球菌感染最常累及脑部和肺部，还可累及眼部、喉、皮肤、软组织、淋巴结、前列腺、骨和关节。隐球菌病不会在人与人之间传染。家畜（如猫、牛、山羊）和一些禽类等也可携带隐球菌，但动物和人之间一般也不会直接传播。

☆ 如何避免隐球菌感染

隐球菌感染多发生在免疫力弱的人或免疫抑制患者中，如年老体衰，糖尿病、风湿病、血液病、癌症患者，HIV感染者，器官移植受者等，但在免疫力正常的人群中也有发病。因此，免疫力低下的人群平时需做好个人防护，佩戴口罩，勤洗手，建议远离鸽子、鸽粪，更不要在家中饲养鸟群。饲养鸽群或贩卖禽类者、用鸟粪施肥者也需做好个人防护。

☆ 隐球菌肺部感染会有哪些症状

隐球菌肺炎具有与其他肺炎相似的症状，如咳嗽、气促、胸痛、发热。上述高危人群如有鸽群密切接触，出现持续咳嗽数周，胸部CT发现肺结节或炎症病灶，应进行隐球菌感染相关检查，避免误诊或漏诊。诊断肺隐球菌感染者，一定要严格执行医嘱，完成至少3～6个月的抗感染治疗，以免复发甚至感染扩散侵犯脑部。

一顿饭后，
她的胸腔里"短路"了

"欢迎您乘坐和谐号动车组列车，您乘坐的是由合肥南站开往上海站的G7258次列车……站在车门附近的乘客请到车厢里面就座，列车就要开车了。"

大梅坐在靠窗的座位，呆呆地看着窗外。薄薄的雪花落在窄窄的窗框上，一阵风吹过就落了下去。大梅不禁心头一紧。

"看什么呢？今天起得早，靠着眯一会吧。"老公轻轻揽过她的肩头，轻声说道。

"嗯。"大梅含混地应了一声便不敢再出声，赶紧闭上了眼睛，她怕哽咽的声音和眼里的泪光暴露她心底的恐惧——这次去上海不是去玩，而是去看病，看她那个看了很久也没看好的病。

这两个多月，大梅反反复复地发烧、咳嗽，看了好几家医院都说是肺炎，但是眼看着最近越来越严重，输液都压不住了，这次去上海能看好吗？真的只是肺炎吗？大梅不敢再想，也想不下去了。

大梅微微睁开双眼，看到窗外的电线杆迅速地向后退去，但是前面好像还有无数根电线杆。大梅感觉，也许这是一个死循环，就像她每一次退烧之后还会很快再一次发烧，可能还有无数次发烧在等着她。大梅从老公肩上抬起头，把脸转向车窗，眼泪不禁滑落了下来。

那是两个月前，"双十一"前夜，大梅特意冲了杯咖啡，算是吹响"血拼"的冲锋号。但刚喝上两口就剧烈地咳起来，大梅想着兴许喝得太急了，就没在意。之后她酣畅淋漓地奋战到凌晨两点半，终于清空了购物车，才心满意足地去睡了。第二天早上，大梅醒来就觉得头晕乎乎的，一量体温发现发烧了。还好是周六不用上班，她去社区医院配了些消炎药，吃了两三天，发烧就好了。

第二周的周六，最后的三个快递即将到达。大梅很开心，中午炖了最爱的鱼汤，一边喝汤一边期待着快递。小半碗鱼汤下肚，大梅又开始咳嗽起来，这次咳得还挺厉害，差点咳吐了。傍晚，家里的八哥在敲门声中叫着"快递来了"的时候，大梅已经开始发起高烧、全身酸痛，连快递都没力气拆了。第二天，大梅去医院连续吊了几天消炎针，发烧才慢慢好了。

然而，事情远没有结束。算下来，这个月大梅先后去了4次医院。

"不对劲啊，你这发烧咳嗽也太频繁了，要不去大医院查查吧。"老公劝她。

大梅第二天就请假去了市医院，抽血、拍片子，医生说大梅血里炎症指标高，还有几个风湿的指标高，肺里的炎症可能是感染，也可能是风湿病，就让大梅住院了。

"不是肿瘤，还好还好。"一向粗线条的大梅放下心来，继续刷起了"双十一返场"。

医生给她用了抗菌药物和激素，大梅很快退了烧，没几天就出院了。出院之后，大梅按照医生给的方案继续吃激素，定时地减量。虽然还是会一阵阵地咳嗽，但再也没烧过。

元旦刚过，大梅按医嘱停了激素，也顺利抢到了一家三口过年回老家的高铁票，欢欢喜喜地期待着大团圆。然而，3 天之后大梅又开始发烧了，咳嗽也更厉害了。去医院抽血、拍片，同样的流程再走一遍，医生说她炎症指标更高了，肺里的炎症也更多了。医生还是觉得像感染，这一次用了两种抗菌药物，但体温始终不降。

每次查房医生都说大梅的肺炎很是疑难。眼看着快过年了，这年还怎么过啊？焦虑、害怕……各种复杂的情绪涌上来，大梅绷不住了。刚好大梅的主管医生曾在上海进修过，她推荐大梅夫妻俩去找那边感染病科的胡教授看看，也许能"破案"。两口子赶紧预约了专家号，踏上了去上海的高铁。

胡教授仔细看了大梅历次的胸部 CT 胶片，发现两侧肺部都存在病灶，但每次发作时的部位也不是完全固定。胡教授认为，这要么是毒性不那么强的病原体持续存在导致的感染，要么就是反复地急性感染了什么。另外，除了肺炎，大梅的纵隔淋巴结也有肿大。

胡教授又仔细询问了大梅的病史和日常生活，除了半年前买了八哥之外，并没什么特别，不过发烧是这两个月才有的。胡教授安排大梅住院，进一步做些检查。住院之后，医生安排了抽血，发现大梅的炎症指标又飙出新高，马上给她预约了支气管镜检查，就排在入院的第二天。

支气管镜检查当中，医生们发现了个大"新闻"：大梅的左主支气管有一个破口，轻轻按压，还会有分泌物及气泡涌出来。"瘘了！"操作的医生们交换了眼神，小声而又异口同声地说出了这两个字。

"瘘"是"瘘管"的简称，医学术语里，是指在空腔脏器和体表之间或者空腔脏器之间出现了不正常的连接管道，也就是"短路"了。大梅支气管上有了瘘口，意味着支气管内部与纵隔相通了。但是好端端的支气管，流通的是气体，怎么会破出一个口子来呢？会不会是被什么东西扎破的？

"CT片再仔细看看，比较下纵隔窗。纵隔这里，好像有几个气泡啊"，胡教授一边在大屏幕上带大家阅片一边分析，"像是个瘘，把食管和左主支气管连通起来了。外院拍的CT片都拿出来，看看之前有没有。"

历次的CT胶片一字排开，铺满了整整一面墙的读片灯。一张张看下来，发现最开始的CT上就有这个可疑的瘘，但是都太细太小了，不带着追溯的目的很难发现。

"平常喜不喜欢吃鸡肉、鱼肉这种有小骨头、有刺的食物？"胡教授问大梅。

"喜欢吃鱼"，大梅据实回答，"但是这跟发烧有什么关系吗？"

"那被鱼刺卡过吗？"

"生病前好像没有。"

"以前呢？"

"以前倒是有过几回。好像半年前，有一次家里炖了豆腐鲫鱼汤，很好吃，不小心就被一个很粗的鱼刺卡了，我吃了好几口米饭才咽下去，之后胸口疼了好几天，但后面就好了。发烧咳嗽是卡鱼刺之后三四个月的事儿了，应该没关系的吧。"

"你咳嗽什么时候最厉害？"

"好像是一喝汤汤水水就咳，而且很快就会发烧，现在我都不敢喝水了。"

"所以很有可能是鱼刺刺破了食管，虽然被强行用米饭带了下去，但破口留了下来，每次进食过程中不断有食物通过破口进入纵隔，导致纵隔感染。时间久了，组织坏死又把气管给打通了，从此走行食水的食管和流通气体的气管这两个原本各司其职、互不干涉的管道发生了短路，造成吸入性肺

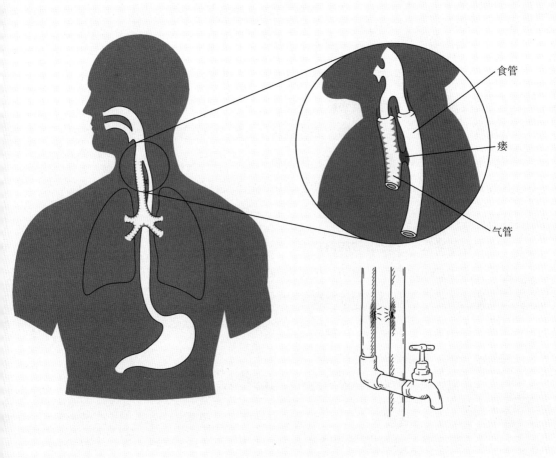

食管

瘘

气管

误食的鱼刺穿破气管和临近的食管，使二者之间
形成异常通道，即气管食管瘘。二者之间的这一
"短路"可使食管中的食物持续进入气管，导致
顽固的肺炎。另外，胸主动脉也与气管和食管相
邻，部分气管异物穿破气管壁后甚至可能刺入胸
主动脉，导致危及生命的大出血。

炎和纵隔腔感染。这也能解释为什么你吃流质更容易出现呛咳和发烧。"胡教授分析道。

"想想食物和细菌混合，放在室温下一两个星期，会发生什么？毫无疑问，是腐烂发臭！如果这发生在比室温更高、更适宜细菌生长的人体内部呢？而且是在原本无菌的重要脏器，比如心脏、大血管的周围？假如不幸破口比较大，进入的食物比较多，那些馊臭的食物滞留在里面几个月，甚至有可能把大血管烂出个洞来。或者，假如鱼刺比较长，没能被米饭带下去，而是越刺越深，戳破了大动脉，刚从心脏里射出的高压的血液会奔涌而出，那样的话，几乎没有生还可能。"

大梅和老公听了医生的病情推测，都惊恐地瞪大了眼睛。一番安慰宽心之后，医生给大梅调整了用药。抗感染的方向主要是针对口腔常见菌群——厌氧菌的治疗，同时由于高度怀疑瘘的另一端开口在食管上，为了防止感染的进一步加重，需要禁食，从静脉补充营养进去。医生又给大梅约了最近期的专家胃镜，期待能揭开谜底。

入院第四天，肺泡灌洗液的病原基因检测报告：口腔厌氧菌群为主。符合预期。

入院第五天，无痛胃镜检查：食管内距门齿 30 厘米处见一直径约 0.5 厘米的瘘口。金属夹夹闭，放置小肠营养管。

果然如此！

检查结束回到病房，医生跟大梅两口子宣布了确诊的结果，大梅老公抱着刚从麻醉中苏醒还有些没力气的大梅，相拥而泣。

确诊之后，大梅的吃饭问题需要通过营养管解决，食物通过营养管直接进入小肠，给食管上的伤口愈合的时间，然后才能恢复正常饮食。

关闭了源源不断的污染源，又在药物的助攻之下，大梅的体温峰值逐渐下降。到入院第八天的时候，大梅体温恢复正常，抽血复查炎症指标也明显降低了。再后来，医生给她拔除了小肠营养管，慢慢开放饮食。大梅终于又喝到了她最爱的鱼汤，鱼刺已经被老公仔细滤掉了。失而复得的感觉，真好！

来上海的第十三天，腊月二十三，大梅一家三口踏上了返程的列车。

排除毒素，一身轻松。回家！过年！

相关案例

64 岁的老杨喝了 40 年的酒，三天两头喝得烂醉如泥。但现在老杨却怎么也不敢喝了，原来一年前他因为喝酒在生死间徘徊了一次。那次老杨和朋友聚餐喝了不少酒，第二天酒醒后就开始发烧、咳嗽，后来喘得越来越厉害，去医院检查被告知已经呼吸衰竭，拍了 CT 发现了重症肺炎。感染病科胡教授很快从 CT 上发现了原因：右侧主支气管腔内有一块高密度影，很可能是个骨性异物。后来，果然在支气管镜检查中找到了一块骨头并且钳了出来。配合着药物治疗，老杨很快就奇迹般地恢复了。医生说，老杨很可能是喝醉酒意识不清的时候把骨头呛进了气管里。

医生提示

☆ 误吞了尖锐的异物怎么办

如果卡到鱼刺、骨头、带挂钩的假牙等尖锐的异物，并出现胸骨后疼痛等不适，应立即停止进食。不建议自行尝试取出，以免造成更大的损伤。切记海姆立克法并不适用于鱼刺、骨头卡喉的急救，应尽快去附近医院就诊，由专业医生进行内镜下检查并取出异物。

☆　误吞异物常见的错误处理方法

喝点醋：喝醋法并不能软化鱼刺。效果有限，还刺激肠胃。

咽馒头、饭菜：这个方法更危险，压力之下，可能造成二次伤害，不但会造成划伤，还会使鱼刺越刺越深，相当于"用锤子锤了一下钉子"，若不幸刺破血管，非常危险。

抠喉催吐：可能加重消化道损伤，一旦用力过猛，肌肉收缩，也可能导致异物卡得更紧更深。

拍背：不但对异物排出没有帮助，而且很可能使异物越掉越深。

☆　如何避免误吞异物

进餐时应细嚼慢咽，勿大声说笑，尽量勿醉酒饮酒，婴幼儿童或高龄老人应在有监护人的情况下进食。

进餐时间之外也有误吞异物的可能。幼儿误吞纽扣电池可能引起消化道穿孔等严重并发症，因此应该将此类危险物品置于幼儿不能接触处，严加看管。老年人牙齿或假牙松动时，要及时去医院处理，避免其脱落后误吞。

十年咯血，
终于有人对她说：你的肺结节
是良性的

十年前，老罗还不叫老罗，那会大家都叫她"玉茹"或者"阿茹"。那时候的老罗，不，玉茹，五十多岁，但是身板直，精神足，加上年轻时候有点跳舞的底子，硬是在能人云集的小区舞蹈队里稳稳地做了 3 年的领舞。

那年秋天风大，玉茹有点咳嗽也没当回事。突然有一天，她发现痰里有些黑红的东西，不禁心里"咯噔"一声。也许是最近上火了吧，也许是前天鼻子出血积在喉咙里了呢，她开动脑筋给自己找各种解释。但是接下来的几天，血痰不消失却也不增多。到底还是心里害怕了，玉茹把实情告诉了老伴，之后就被拉到了医院看医生。

CT 报告上"右肺结节，定期随访"这几个字，让玉茹心头紧张起来，她乖乖听从医生的建议做了支气管镜检查。医生说，她的支气管黏膜肿胀充血，管腔狭窄，里面还有很多黏糊糊的分泌物。她听了一脸茫然，医生索性说结论：没看到肿瘤，考虑炎症，但是哪种炎症不好说，她这才略略放心。出院后，医生给带了口服消炎药"左氧氟沙星"，玉茹像捧着圣旨一样带回家，老伴给她定了闹钟，每天按时吃药。

这个药果然好用，虽然还有干咳，但血痰很快就消失了，家里又恢复了往日的平静。玉茹对这份失而复得的平静格外珍惜，开始对报纸上"养生""保健"这类标题的豆腐块文章关注起来。

半年之后，当初医生嘱咐的复查 CT 的时间到了，玉茹去做检查的时候还信心满满，但看到 CT 报告上仍然是"肺结节"几个字，她感觉心情像经历了过山车。医生跟她说，结节和之前相比变化不大，可以观察，并让玉茹每年复查一次 CT。

这个肺结节就像楼上要落未落的第二只靴子，让玉茹心里忐忑不安。每年复查 CT，她提前一个月就开始吃不下睡不着，老伴温言细语地安抚也没有用。断断续续的干咳伴着玉茹度过了一次次 CT 检查，不幸的是结节没有消失也没有变小，幸运的是结节也没有变大。几次复查下来，多年绷紧的神经让玉茹已经不复当年的心气，变成了苦相的老罗。舞蹈队领舞的位子几易其主，小区的江湖上已经不再有玉茹的传说。

日子像沙漏中的细沙，像拧不紧的水龙头滴出的水，一粒粒、一滴滴无可挽回又悄然无声地过去。直到有一天，老罗干咳得声音大了点，随即从喉咙里滑出一口痰，看到黏液包裹的一团黑红，恍惚间，老罗感觉像是穿越回到了那个风很大的秋天。

又是一阵紧张，老伴拉着老罗来到熟悉的医院，看了熟悉的医生，做了熟悉的检查，结论仍然是熟悉的"肺结节"，老罗继续吃着熟悉的消炎药"左氧氟沙星"，然后血痰还真就会按照熟悉的"流程"好转。往复几次，老罗的生活被咯血时的恐惧，和不咯血时不知何时再咯血的担忧所填满。老罗感觉整个人像烙饼一样，被不停地翻着面地煎熬，不知何时是尽头。

如此循环数次之后，有一天医生看着新的 CT，突然毫无征兆地说：

"这次的结节比去年的长大了一些，要考虑肿瘤，做手术切掉吧。"这话声音不大，在老罗老两口心中却不啻于晴天霹雳。这么多年的结节，怎么一朝就变成肿瘤了？信息量太大，老罗接受不了也难以消化。老伴多方打听，听说上海有家医院感染病科看肺结节很有一套，就和老罗商量去那里试试看，实在不行再开刀也认了。

在去上海的车上，老罗说有点累，头靠在车窗上就不再说话。车子发动，老罗的泪水在下睫毛上晃了晃，终究还是掉了下来。她不敢擦——老伴拉着她的手坐在旁边，刚刚睡着。

提着十年积攒下来近 10 千克的胶片，老伴搀着老罗走进感染病科胡教授的诊室。这些年他们已数不清多少次因为"肺结节"而看医生，一进诊室不用医生开口，他们就能条件反射般地说出这些年的病史。胡教授取出 CT 片子，按照时间顺序一一比对，并没有下肿瘤的结论，而是说存在慢性感染或炎症的可能，建议老罗住院好好检查，明确一下。老罗感觉，她这十年昏暗无光的生活似乎有了那么一点转机的可能。

住院后，老罗的焦虑丝毫没有减轻。她每天至少差遣老伴询问床位医生 3 次，昨天的检查结果出来了没，今天的检查能不能快点，明天还有什么检查；要么就和其他患者家属搭话，问人家患的是什么病，查得如何。荒废多年的小区领舞的交际经验这下派上了用场。

胡教授在办公室带领医生们分析了老罗的病情：一方面，近期结节增大，需要考虑肺癌可能；但另一方面，老罗病程已有 10 年，似乎比较难以用肿瘤来解释。老罗有糖尿病基础，免疫力弱于常人，但炎症标志物又不高，因此感觉更像是一些慢性的病原体引起的肺部感染，类似分枝杆菌、放线菌、诺卡菌、隐球菌、曲霉菌等。经过讨论，医生安排老罗再次做支气管镜检查。

支气管镜下，老罗肺结节局部的支气管呈现黏膜充血、肿胀和管腔狭窄，但没有见到肿块，总的来说和之前外面做的几次检查结果差不多。因为是局部麻醉下的检查，老罗是清醒的，一听到"和之前差不多"这句话，当场涕泪横流。

回到病房后，老罗就一直郁郁寡欢。医生跟她解释，支气管镜检查中还取了灌洗液和肺组织送检各种病原病理学检查，老罗也默不作声。再后来，老罗听说一个和她聊得比较熟的肺结节病人查出来是肿瘤，多年的沉疴让老罗成了惊弓之鸟，任何一点风吹草动都让她越想越害怕。想到自己的肺结节，想到被肺结节搅得一刻也不得安宁的这十年，老罗又怕查出来、又怕查不出来。她感觉自己这根弦已经绷了太久，也到了极限。她不想再查了，要求出院。

老罗老伴好言相劝，坚决不同意出院。眼看着结果还没出来，医生也又是安抚，又是分析，又是动员其他病人做她工作，才算暂时稳住了老罗。

经过两天的煎熬，医生和老罗老两口共同等来了检查结果的陆续回报：组织病理仍然是慢性炎症，灌洗液病原基因检测检出了大量烟曲霉序列，这也和她的咯血症状以及病理学结果相符合。多年来，老罗仅仅用过抗细菌的左氧氟沙星，对烟曲霉这种真菌是无效的，所以病情反复，结节逐渐增大；但是烟曲霉感染同时可能合并细菌感染，可以被左氧氟沙星解决，因此症状会有短暂的好转，但没有解决疾病的根本——烟曲霉。老罗 10 年的老毛病，就此明确盖上了"良性"的章子。而找到罪魁祸首，也许就是"逆袭"的开始。

当医生把这个消息告诉老罗时，老罗愣了，旋即又哭了。这 10 年积累下的委屈、忧虑、恐惧和一次次的满怀希望、望眼欲穿又一次次大失所望、望峰息心，令她哭得悲恸凄切，酣畅淋漓。

胡教授给老罗用上了抗曲霉菌的特效药"伏立康唑"。用药之后，老罗不仅血痰好转，干咳也慢慢少了。一个月后复查胸部 CT，肺结节也明显缩小了，6个月后，大部分肺结节都吸收了。老罗热泪纵横，她来看病本是为了下手术的决心，没想到不仅免了开刀之苦，而且还把结节从根本上解决了。虽有个中曲折，但幸亏医生的鼓励和安慰，她才守得云开见月明。

老罗老伴紧紧握着她的手，也湿了眼眶。在来上海的车上，他看到她膝盖上的两滴水点，但没作声，只是拉着她的手不松开——在他心中，她一直是当年那个心高气盛，却也需要他安抚的玉茹。

相关案例

毛奶奶年已七旬，一次受凉后出现干咳伴右背部疼痛，去医院一查：白细胞升高，胸部 CT 提示右上肺结节，当地医生给她用了"头孢"和"莫西沙星"，但没什么效果。做了气管镜检查，病理提示炎症，医生考虑毛奶奶年轻时得过"肺结核"，就给她用了诊断性抗结核治疗，但毛奶奶的咳嗽和右背痛都没有好转，肺结节还在缓慢进展。毛奶奶到感染病科住院，经皮穿刺肺活检病理发现了真菌菌丝，针对曲霉菌等真菌的特殊染色 PAS 及六胺银染色均呈阳性，组织培养也检出了烟曲霉。医生给她用了伏立康唑治疗。几个月后，毛奶奶的症状明显好转，CT 显示肺结节也在逐渐吸收。

陈阿姨最近感觉有些消瘦，体检发现右下肺有个结节，但没有发热、咳嗽、咯血之类的症状。由于陈阿姨两年前曾经做过乳腺癌手术，医生考虑可能是肿瘤转移了。陈阿姨到医院检查，医生给她安排了CT引导下经皮穿刺肺活检术。在她的病理切片上，医生惊喜地发现没有肿瘤细胞，而是看到了特征性的曲霉菌丝。再详细追问陈阿姨，原来她长期住在一楼，环境比较潮湿，医生怀疑这和她肺里感染曲霉可能有很大关系。经过抗曲霉治疗，陈阿姨的肺结节逐渐缩小了。

医生提示

☆　**肺结节都有哪些原因**

随着CT检查技术的普及，肺结节的诊断越来越常见，遇见肺结节病灶，要警惕肿瘤，但也不能忽视其他疾病，如感染性疾病、结缔组织疾病、血管畸形等，它们都可以表现为肺结节。感染性肺结节常见的病原体有结核分枝杆菌、非结核分枝杆菌、寄生虫、隐球菌、曲霉菌、诺卡菌等。

☆　**肺结节都需要手术吗**

对于肿瘤性质的肺结节，手术可以达到根治的目的。但若肺结节为感染性病灶，一般建议明确诊断后首先考虑药物治疗。盲目手术治疗有可能会引发感染进展、扩散，因肺叶切除或手术并发症可能使肺功能下降，影响生活质量。

☆　肺曲霉病也可以表现为肺结节吗

曲霉结节是慢性肺曲霉病的少见类型，可单发或多发，大多数由烟曲霉菌引起，常见于免疫功能正常，且曾有过肺损伤或肺部疾病的患者。曲霉结节易与肺癌、转移癌、隐球菌结节、结核球相混淆，因此应注意鉴别诊断。

☆　曲霉结节如何治疗

对于无临床症状、影像学表现稳定的曲霉结节，欧洲临床微生物与感染病学会（ESCMID）指南建议定期随访影像学检查、炎症标志物和烟曲霉特异性抗体 IgG（免疫球蛋白 G，以下简称 IgG），以早期发现疾病进展。对于有临床症状或者疾病进展期的患者，建议抗真菌治疗，首选的治疗药物为三唑类抗真菌药（如伏立康唑）。

一场中年人的崩溃，
由鸽子引发

阿萍感觉，没有什么路，比一个中年人帮父辈求医问药的路更漫长。

以医院为目的地的导航，似乎会经过更多的单行道、高架桥和拥堵路段，甚至红灯也好像更久一些。甜品店或是网红打卡地也不会在阿萍心中激起一丝波澜，它们反而会被车轮更快地甩在身后，仿佛也在惭愧自己出现得不合时宜。

阿萍还觉得，没有什么场景比医院里的景象更有冲击力。

即使人们都被口罩遮住了下半张脸，但心中的焦虑与忐忑依然在上半张脸上展露无遗。阿萍置身其中，被全天高峰的汹涌人潮淹没，像浮萍一样随潮水移动，又在倔强地寻找一个想象中给予了全家希望的名字。

"胡教授，医学博士，博士生导师，感染病科主任，擅长疑难复杂肺部感染的诊治"，对于这个3天前还完全陌生的人，这会儿阿萍已经把他的介绍背得很熟了。

3天前，阿萍正看"双十一"第一波预售看得兴起，母亲一个电话打了进来："阿萍啊，你爸这几天还是烧，晚上咳得厉害。"电话中的母亲欲言又止，阿萍心里"咯噔"了一下。她身在外地，父母对她一贯是报喜不报忧，打这样的电话，情况应该是很严重了，"已经几个晚上都没能睡个安稳觉了，咳得厉害，一动就喘。"母亲继续说道。

这几天，阿萍在老家的哥哥阿豪和母亲陪着父亲在市人民医院住院，这事阿萍是知道的，但阿豪只是在入院那天轻描淡写地告诉了她一下。

阿萍的父亲刚刚退休不久，是小区乒乓球馆的活跃分子，身体一直很好。可前不久，没着凉也没劳累的他突然开始咳嗽、发高烧，坚持了两天后实在扛不住，去医院看了门诊。门诊医生给他验血、拍片后说病情太重，不能回家，直接就收到病房住院了。住了3天院，阿萍本以为父亲好得差不多了……

"咳起来一阵阵的，一开始咳就要咳很久才能停下来，吵得邻床的病人也不能好好休息。"

"我哥不是说已经用了门诊没有的高级药吗？一点都没有好转吗？最开始不是说就是个肺炎吗？主任怎么说？"阿萍一下子着急起来。

"是用了，吊瓶一天挂好几次，后半夜都有，可是这病就是不好。昨天主任说太重了，给加了激素，但是感觉这发烧和咳嗽气喘还是没压下去。"

"一定是还没到时间，就是个肺炎，主任专家都看了，药都用了，一定没事的。"阿萍担心这样会使母亲更加焦虑，安慰了母亲几句，同时也是在安慰自己。

挂上电话，阿萍上百度查询了一下"肺炎，喘"，发现网上说严重的肺炎可能会要命。阿萍吓出了一身冷汗，要不，把父亲接到上海来看病？阿萍在通讯录里搜索了在医院工作的朋友，有好些加了好友之后一句话也没说过，一开口就要麻烦人家，实在是难为情，不过事关老爸的性命，也顾不上这些了。阿萍开门见山，直接说明情况向他们求助，陆陆续续收到了一些回复，有好几个都建议去胡主任那里看看，说胡主任看疑难的肺炎很有一套。阿萍心中升起了希望——就锁定他了。

网络时代，医院挂号也便利了很多，但是要想尽早看上专家号，还是得拼手速。阿萍拿出"双十一"血拼的功力和捡漏的耐心，终于挂上了隔天胡主任的门诊号。她一边庆幸，一边又隐隐担心父亲的病情能否安全撑过这两天。满脑子焦虑无处释放，阿萍发了条朋友圈：中年人的崩溃，从父辈生病开始。发之前想了想，屏蔽了父母和哥嫂。

本来阿萍想带着资料看门诊，让教授给出个治疗方案，让家乡的医生根据胡教授的方案给父亲治疗。没想到第二天，父亲的病情急转直下，当地医院的医生也觉得既困惑又束手无策，建议到大医院想想办法。阿萍和哥哥商量之下，决定联系救护车先把人送到这家医院急诊来。转运途中，阿萍的心都提到了嗓子眼，生怕遇到哪个沟沟坎坎，救护车颠簸一下就要了父亲的命。好在有惊无险，父亲安全到达了上海，但即使接着氧气面罩也不得不大口地喘气，稍一挪动就大汗淋漓，全程只能依靠工作人员抬担架行动。

之前活力四射的父亲如今如此虚弱，阿萍从未感觉到死亡如此贴近，似乎一阵风就能带走父亲最后一丝生气。想到就在前一天自己还说"就是个肺炎"，不禁苦笑。

就诊这天，阿萍给父亲向急诊室医生请了假。带上氧气枕头，三口人一起推着转运床到了胡主任诊室。阿萍紧张得语无伦次，索性直接把父亲的资料一股脑塞给胡主任。胡教授一一翻阅了阿萍父亲的诊疗经过和化验报告，又对比了前后几次的 CT 胶片，也觉得阿萍父亲的肺炎非常危重。

"越来越严重，老先生这个肺炎不像是个普通的肺炎。"胡教授说道。

"对对，我们当地的主任说能用的药都用了，实在没办法了。我们是慕名到您这边的。"阿萍听到胡教授也这么说，越发紧张起来。

"老先生是做什么工作的？发病前有没有出去旅游过、吃过或者接触过什么特别的东西？"

"我爸退休了，每天就小区里打打乒乓球，今年因为疫情不方便，没出去玩过。"阿萍答道。

"其实前段时间……我厂里工人人手紧缺，我爸给我帮过忙，打扫过卫生。厂房里还蛮大，怕是累着了。"阿萍哥哥阿豪一脸愧疚，看得出，这些话憋在他心里很久了。

"哥你别这么说，打扫卫生又不是什么重活，爸不会因为这个累成这么严重的。"阿萍安慰哥哥。

"你们是什么厂子呀？"听到这里，胡教授倒是提高了声音。

"养鸽厂，养了二百多只。"阿豪答道，"不过鸽子都没有生病的，检疫什么的我们都按规定来。"

"那他打扫卫生的时候戴口罩吗？"

"戴……有时候也不戴，其实我爸时不常就来帮忙，经常是不戴口罩的。"阿豪丝毫不敢隐瞒。

"欸！估计就是这个原因！"胡教授的眉头舒展起来，"鸟类身上很可能携带一些特殊的病原体，传播给人类后，可能常规的抗感染药物，甚至高级的抗菌药物都无效。而且病人 CT 上的肺炎特征符合这种病原体的 CT 表现。住院吧，我们好好查一查，说不定有希望。"

"可是鸽子都没生病，真的会让人生病吗？"

"对的，鸟类携带这些病原体，但它们不一定会发病！"

"太感谢了！"一家人连连感谢胡教授。阿豪最为激动，脸上有惭愧，有释然，更多的是期待。

入院之后，医生第一时间给老先生复查了胸部 CT，发现病情比当地医院出院那天明显加重了。阿萍父亲也觉得气喘得更加厉害了，医生判断他是感染诱发了心衰。事不宜迟，医生一边给老先生完善各项其他检查，一边经验性地用上了抗菌药物和针对心衰的治疗。根据他的鸟类接触史以及病情进展速度，胡教授考虑，一种不典型病原体"鹦鹉热衣原体"的感染嫌疑非常大，特别指示：

第一，要马上加用针对这种病原体的特效药"多西环素"。

第二，治疗前的痰、血标本非常宝贵，要送去做病原基因检测。因为这种病原体在普通的痰培养中无法检出，所以即使当地反复痰培养阴性也不能排除感染的可能，而治疗后病原体很可能被快速杀灭，再找起来难度就大了。

阿萍一家与医生沟通病情后，感叹胡教授竟然担心若病情好得太快，以至于抓不到"嫌疑人"，果然大医院医生的想法就是不一样。

用药第二天、第三天，阿萍父亲仍然高烧不退，还是喘得厉害，医生建议短期小剂量激素减轻患者的"炎症风暴"。但对于核心问题——感染病原体和相应的抗感染方案，医生仍然坚持最初的判断。

说实话，阿萍心里还是七上八下的，只有做点什么，才能让她短暂地停止胡思乱想。

第三天上午，阿萍正在给父亲刮苹果泥，医生一脸兴奋地奔到病床前："找到了，找到了，就是它！"

阿萍心中一动，什么好消息让医生这么激动？

医生跟阿萍说，病原基因检测结果出来了，在老先生的痰和血里都检出了大量"鹦鹉热衣原体"的基因序列！这种病原体一般存在于鸟类中，但鸟类可能不会有症状，偶尔会感染人类，导致肺部出现特征性的炎症而且迅速加重。

针对这种病原体的"同宗兄弟"，一般的抗感染治疗足以覆盖，但它们唯独对这个病原体无效，这也是当地治疗效果不佳的重要原因。这次住院之后，医生给用的"多西环素"是针对这种病原体的特效药，但并不是在其他重症肺炎中常用的药物，所以之前没有医生给用过。接下来只要等药物充分发挥效力就行了。阿萍激动得又哭又笑，举着苹果和勺子原地转圈，然后又忙不迭地发朋友圈公告四方。

住院第 4 天，阿萍父亲的发烧温度明显低了，也不那么喘了，炎症指标、血气分析等都逐渐好转。

又继续用了 10 天药，老先生逐渐可以停用吸氧，也不气喘了；复查胸部 CT，原来大片大片触目惊心的炎症已经明显吸收了，只留下淡淡的影子，似乎在诉说着这一家人所经历的一段艰难时光。

医生安排老先生可以带药出院了。出院那天，老先生换了一身新衣服，不用搀扶就雄赳赳气昂昂地走出了病房，和气若游丝躺着进来的时候判若两人。

阿萍又发了条朋友圈：感染病科治病真是又准又稳，我爸这么重的病没想到这么快就好了，而我竟然连"双十一"第二波预售都没错过。今天怒下28 单预售，我们都是尾款人！

相关案例

王老师工作非常忙碌，为了给自己的孩子多个伴，她买了一只小巧可爱的绿色鹦鹉，可鹦鹉接回家没多久就病死了。几天后，王老师发起了烧，不得不请假休息。可接连吃了好几天的感冒药和门诊配的头孢菌素，却也一点不见好转。在感染病科门诊，通过回顾王老师的检查资料和补充询问鸟类接触史，医生很快就诊断她患了"鹦鹉热"。经过短短几天的口服药物治疗，王老师迅速恢复了健康，又回到了讲台上。

周大爷是个爱干净的人，报纸上说空调滤网容易积灰让人生病，他赶紧清洗了家中空调。没想到空调弄干净了，人竟然病倒了。据他回忆，当时空调上积着不少鸟粪。医生告诉他，从他的痰液和肺泡灌洗液中都检测到"鹦鹉热衣原体"，这是鸟类的病原体，也可以感染人类，正是导致他肺炎的元凶。他清洁空调时没有做好防护，吸入了含有病原体的粉尘，从而发病。经过一段时间的住院治疗，周大爷完全康复了。

医生提示

☆　**什么是鹦鹉热**

鹦鹉热是鹦鹉热衣原体感染所致的自然疫源性传染病，常见于鸟类，少数情况下可导致人类及其他哺乳动物疾病。尽管被称作鹦鹉热衣原体，该病原体可感染多种宠物鸟，除鹦鹉之外，也可致火鸡、鸭子等家禽感染。人类鹦鹉热曾在世界多地暴发流行。1879年，一名欧洲医生首次描述了人类中的这种疾病。

☆　**鹦鹉热是如何传播的**

鹦鹉热衣原体通过呼吸道或接触传播。值得注意的是，感染的鸟类并不总表现出临床症状，也可以是病原体的携带者。人类通过接触感染或携带鹦鹉热衣原体的鸟类患病，如吸入已风干的禽类呼吸道分泌物、粪便等，或皮肤、黏膜及消化道接触被带有病原体的排泄物污染的环境、羽毛、尘埃等。鹦鹉热一般不会通过烹调或食用禽肉传播，也不会在人际之间传播。各个年龄段的人都可能患鹦鹉热，以成年人更常见。接触宠物鸟和家禽者，包括从事与鸟类相关职业的人感染风险更高。

☆　鹦鹉热的临床表现有哪些

人类鹦鹉热的潜伏期为 5 ～ 21 天，最短 3 天，最长 45 天。常见症状包括发热、畏寒、头痛、肌肉疼痛、干咳，多数为轻症疾病，也可引起肺炎，以及甚至需要住院治疗的重症疾病。罕见情况下，可发生心内膜炎、肝炎、脑炎等并发症。

☆　鹦鹉热如何治疗

未经治疗的鹦鹉热病死率可高达 15% ～ 20%，而经过合适的治疗，绝大多数患者都能完全康复，病死率不足 1%。推荐抗菌药物治疗，首选药物为多西环素，二线药物为红霉素或阿奇霉素，而对一般的衣原体感染有效的氟喹诺酮类药物对鹦鹉热衣原体感染的效果较差。若发病后短期内开始合适的治疗，多数患者的病情可快速好转。

☆　如何预防鹦鹉热

目前，仍没有可以预防鹦鹉热的疫苗。既往感染也无法避免将来再次感染。但作为普通人，如果饲养宠物鸟或家禽，以下行为可以保护自己和他人。

○ 只在可靠的宠物店购买宠物鸟。

○ 接触鸟类或其粪便后，用水和肥皂彻底洗手。

○ 处理受感染的鸟类或清洁其笼子时，使用个人防护设备，如手套和口罩。

○ 清洗鸟笼或被鸟粪污染的表面前，用水或消毒剂湿润表面，以减少羽毛和灰尘飞扬。

○ 保持鸟舍清洁，避免过度拥挤，以控制鸟类间的感染。

○ 隔离和治疗受感染的鸟，避免堆放笼子（若笼子相邻，使用实心箱子或屏障）以避免受污染的食物、羽毛和粪便在鸟中扩散。

美国加州"杀人"事件

作为感染病科医生，诊治疑难杂症是我们的日常。每搞定一个疑难病例，我们都会收获由衷的成就感。若是病人迟迟得不到确诊，不管是吃饭还是走路，随时都可能会不由自主地琢磨起来。要论敬业，肯定是科主任胡教授——我们搞不定的病例，都得他来搞定，他压力最大。

周五下午查房，好几个拖了很久的疑难杂症都确诊了，感觉满天的乌云都散了，心里一下子轻松了很多。胡老师查完房还说终于可以陪陪家人了，但话音还没落，他的手机就响了，是浙江的同道刘医生，他在我们的感染论坛里一直很活跃。

"胡教授吗？江湖求救！我这边有个发热肺炎的患者，治了很久也没好转，还加重了。今天肺组织病理刚出来，但也没什么提示。我把资料发您，您看能不能来会诊？"

"哦……行啊。明天还是后天？"

"太好了！病人有点重，您看……今天行吗？"

"今天？"胡教授看看表，时间是下午五点半。

"胡教授，这人最近还发了一身的皮疹，越来越复杂了，不然也不会请您出马。"虽然隔着电话，但是听得出刘医生急切得都快要从电话里跳出来了。

"好吧，我下班就过来。你先把病史资料发过来，我路上看。"

"胡老师，我这周末去亲戚家，下班出发，和您顺路，您会诊带上我吧。"我也想见识下让老刘求救的病人，胡老师爽快地答应了。

路上，我们了解了病史。病人老陈是浙江人，61 岁，一年前退休。一个月前开始咳嗽、咳痰、高热，炎症指标很高，胸部 CT 发现大片的炎症。最初刘医生考虑是普通的肺炎，但是用了抗细菌和抗病毒的药物都没有效果。老陈四肢还发出了环形的红斑疹。刘医生给他将抗菌药物升级到顶级的"美罗培南"，仍然不奏效，复查胸部 CT 病灶还加重了。刘医生又给安排了支气管镜检查，想通过肺泡灌洗和肺组织活检寻找病原学和病理学的线索。虽然在病灶处管腔里看到了很多脓性分泌物，但遗憾的是，今天下午出来的肺组织病理学结果没有特别的提示，而病原学结果还需要等好几天。该用的招儿都用上了，眼看着病人发烧一天比一天高，咳嗽咳得喘不过气来，刘医生就想到了搬救兵找胡教授。

咳嗽、咳痰、发热、皮疹、肺部炎性病灶，常用抗菌药物无效……千头万绪，纷繁复杂，究竟是个什么病，能将这些散落的点给串起来呢？出于感染病科医生的经验和直觉，胡教授认为，突破口可能还是支气管镜所取标本的微生物学检查。

赶到了刘医生所在的医院，已经是晚上九点多了，刘医生和组里的医护人员都在病房办公室，一边讨论病史一边等胡教授。来不及客套，我们就直奔主题。

"病人支气管镜后的肺泡灌洗液和肺组织，在平板上有没有什么菌落生长？"

"说起这个，我倒是差点忘了提，今天下午微生物室的同事给我打了个电话，说老陈的肺组织活检标本在培养皿上长出了一些菌落，是毛茸茸的样子，看起来有点像真菌，但也不符合常见菌的形态。他们也不确定有没有临床意义，也许只是污染菌。"

"哦？万一是有意义的致病菌呢？而且肺组织通常受污染可能不大，更值得好好研究一下。这是个好消息，咱们去看看菌落吧。"

"去微生物室吗？现在吗？"刘医生非常惊讶。一般来说，临床医生只需要结合已经回报的结果做出判断，不会去实验室亲自看标本检验过程，更不要说远道而来的会诊医生了。尤其是这会儿已经九点半了，微生物室的工作人员已经下班了。

"好不容易有了一条线索，很可能这些菌落就能指明方向。我也很好奇这到底是什么病，还是去看看吧。"

刘医生赶紧打电话给微生物室的工作人员，请他们连夜返院。微生物室的工作人员听说是胡教授来会诊，而且会诊的是他们也一直很好奇但没什么线索的那个病人，接到电话就往医院赶。

等待的过程中，我们来到老陈床边。"老陈，有些事我要问你。这次生病前，你有没有吃过什么特殊的食物，接触过什么动物，或者去过哪里，比如旅游或者探亲？"

"谢谢胡教授，这么晚还过来看我！我没吃什么特殊的东西，也没接触什么动物，出去倒是出去过。我报了个旅游团，去美国玩了一圈，二十来天吧。和我的病有关系？我是回国三四天才开始咳嗽发烧的。"

"说不准。你都去了美国的哪些地方呢？"

"主要去了加利福尼亚州，在洛杉矶、羚羊谷、科罗拉多大峡谷玩了一圈后，最后还去了黄石公园。"

　　加利福尼亚！虚弱的老陈讲出的这个词，像是一道闪电，把星罗棋布的线索穿起来，照亮了原本暮色沉沉的夜空。

　　莫非是传说中的"山谷热"？

　　多说无益，胡教授让刘医生赶紧带我们去微生物实验室，要亲眼看看平板，看看那个毛茸茸的菌落是不是和他想的一样。我赶紧跟上去，一行人来到了微生物实验室，取出老陈肺组织的培养平板，细细端详。只见平板上长了大大小小二十多个形态一致的菌落，都呈丝状，像真菌的形态；这些菌落虽然大小不一，但形态都很一致，不像污染。

　　"我们做个真菌涂片，在显微镜下看看吧。"

　　刘医生和同事们取了一点菌落涂在载玻片上，再加入针对真菌的染色剂——乳酚棉蓝。显微镜下，我看到很多细长的菌丝，但不同于曲霉菌或隐球菌之类常见的真菌。

　　胡老师说，病人发病前去过美国西部加州旅游，那里会流行一些地方性真菌病，比如球孢子菌（就是"山谷热"的病原体）或者组织胞浆菌，这些菌属于双态真菌，在人体内是酵母型，但在室温下的平板上呈现为菌丝型，与现在显微镜下所见极为相似；而这些美国西部的地方性真菌病在我国非常罕见，所以大多数医生都不认识；这个病人抗细菌、抗病毒的药都用过，效果都不好，唯独没有进行过抗真菌治疗；更重要的是，球孢子菌可以导致皮肤的红斑。这样梳理下来，这些毛茸茸的菌落，很可能就是老陈疾病的罪魁祸首！

　　胡教授和刘医生以及微生物室工作人员交流之后，建议次日做个 PCR（聚合酶链式反应，以下简称 PCR）或者质谱检测鉴定菌种。他们听了恍然大悟，执意要立刻做质谱鉴定。

　　这就再好不过了！一个小时，两个小时……夜里十二点半，质谱鉴定出

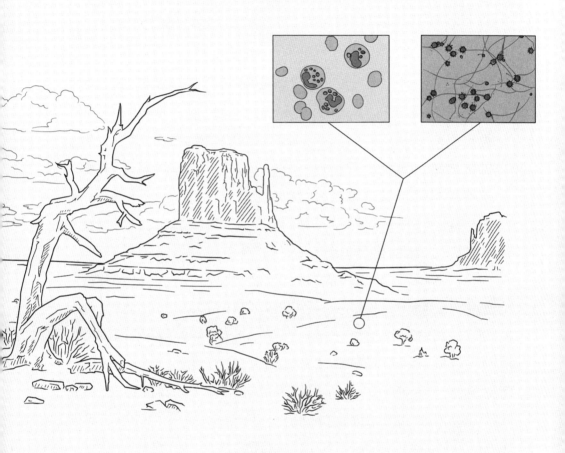

球孢子菌在土壤中栖居，主要分布在美国加利福尼亚圣华金河谷地区。雨季气候有利于土壤中真菌菌丝的增殖，真菌产生大量关节孢子，随空气中的灰尘传播而感染人类。上图中左框为35℃下组织内球孢子菌，呈酵母样；右框为25℃培养基中球孢子菌，呈菌丝样生长。

了结果：粗/波萨达斯球孢子菌（注：即明确为球孢子菌，但由于粗球孢子菌和波萨达斯球孢子菌相似度较高，不能区分，但二者治疗方法一致），置信度高达 99.9%！就是它！

真相大白后，第二天一早，刘医生就把老陈的治疗方案更换成了针对性的抗真菌药"氟康唑"，每天 400 毫克；同时安排了头颅 MRI 排除了中枢神经系统受累。使用氟康唑后两天，老陈的体温高峰明显下降，咳嗽、咳痰也变少了，皮疹也渐渐变淡、三四天后就完全消失了，老陈乐得合不拢嘴。

然而两周后复查胸部 CT，老陈肺部病灶好转的速度却并不理想：右肺的病灶只稍微吸收了一小部分，还剩下大片的实变病灶。刘医生和胡教授讨论后，建议病人来我们科住院治疗。

老陈住进来之后，科室内部又进行了激烈的讨论，有人认为患者体重较大，药物常规剂量对他来说不够，所以效果不佳；有人考虑会不会是老陈的球孢子菌对常规针对性药物——氟康唑耐药，需要更换其他药物；还有人考虑会不会合并其他病原体感染，毕竟旅途中接触的环境比较复杂……考虑到老陈的病原学诊断确凿无疑，而球孢子菌耐药并不常见，我们最终一致决定先加大药物剂量。由于老陈肝功能不佳，而氟康唑进入人体后需要肝脏代谢，所以我们在保肝治疗的同时逐渐加大药物剂量，并观察疗效。

两周后，我们又给老陈复查了一次胸部 CT。打开 CT 片的瞬间，办公室所有人都屏住呼吸围在电脑前，要在第一时间目睹老陈的病灶改变情况，这个经历曲折的罕见病，牵动了科室所有人的心。老陈右肺的病灶比两周前明显吸收了！虽然还留有一小块实变，但整体上已经有了质的飞跃！恭喜老陈！也恭喜我们自己！

过了几天，我们给老陈带口服药出院，嘱咐他继续按规则用药。3 个月、6 个月、9 个月和 12 个月后，老陈都如约来复查胸部 CT。看到这一年多以来，他肺里的病灶一步步好转，直到完全吸收停药，我们和老陈已经更像是同仇敌忾的战友。毫无保留的努力，性命相托的信任，细致入微的呵护，还有满怀期待的鼓励，让我们可以默契合作，共同战胜来自遥远之地的病魔。

"凡大医治病，必当安神定志……见彼苦恼，若己有之，深心凄怆……一心赴救，无作功夫形迹之。如此可为苍生大医……"

——唐·孙思邈《大医精诚》

相关案例　　小周毕业后在美国工作，生活一直岁月静好。有段时间，她工作劳累后开始反复咳嗽。去拍了一次胸部CT，美国的医生告诉她，右下肺有一块病灶，但病因是什么目前不能明确，可能是感染，也可能是其他疾病，需要进一步做检查。小周越想越担心，决定回国诊治。在感染病科，经过支气管镜灌洗和活检，病原基因检测检出了粗球孢子菌的核酸序列。经过氟康唑治疗，她右肺的病灶逐渐吸收了。

小王是个在美国的留学生，在一次体检中发现右下肺有个小空洞，医院诊断为球孢子菌感染。中国领事馆的官员告诉他，今年，在他之前已有两位华人得了这个病，一死一病危。小王吓得眼前发黑，辗转向胡教授求助。胡教授看了CT以后，发现只是右下肺的一个小病灶，就安慰他，这样大小的病灶不会危及生命，而且病灶太小难以取样，因此不需进一步检查。对于以孤立性肺结节/空洞为表现的球孢子菌病，不一定需要药物干预，相当一部分可自行好转，还有一部分会长期维持现状，因此他建议小王先观察。小王听从了胡教授的建议，几个月后随访胸部CT果然没有明显变化。从此他多了一个定期随访CT的功课，但内心的恐慌算是消散了。

医生提示

☆ 球孢子菌病是什么，常见于哪里

球孢子菌病是指由球孢子菌感染引起的一类疾病。球孢子菌属于双相型真菌，在37℃组织内为酵母型，28℃培养基上则为菌丝型，病理检查或分离培养发现球孢子菌是诊断球孢子菌病的金标准。球孢子菌主要分为粗球孢子菌和波萨达斯球孢子菌，二者的蛋白质组成有超过90%相同，只能通过基因检测区分。球孢子菌病主要见于在美国西部地区，如加利福尼亚州、亚利桑那州、内华达州、新墨西哥州、得克萨斯州、犹他州，以及墨西哥北部部分地区的土壤中，因此又称为山谷热、加利福尼亚热、沙漠风湿病或圣华金河谷热。

☆ 人是怎么感染球孢子菌的，要怎么预防

人类主要通过吸入流行地区土壤中的孢子而感染。某些微生物实验室工作人员的职业暴露也可能导致感染。由于球孢子菌病主要通过吸入致病，其预防措施主要就是戴口罩、防孢子吸入，尤其是去球孢子菌病流行地区旅居时更要特别注意。

☆ 球孢子菌病的临床特点有哪些

球孢子菌大多数为呼吸道吸入孢子致病，因此主要表现为肺部感染，少数也可从皮肤感染开始。根据感染程度和宿主的免疫状态不同，症状轻重不一，从无症状到重症致命性感染均有可能。90%的患者为自限性呼吸道症状，仅 1%～10% 的患者可进展为重症或播散性感染，重症患者多有免疫抑制基础。本病呼吸道症状主要为发热伴咳嗽，部分患者可有较为明显的喘息。原发性皮肤感染多产生疳样结节，沿淋巴管分布；继发性皮肤感染为多发性无痛结节，下肢部位多见。

☆ 球孢子菌病如何治疗

对于初发的轻症或无症状者，可仅观察和对症治疗，并不一定需要抗真菌治疗。对于仅影像学发现肺部结节或空洞而无临床症状的患者，也无需抗真菌治疗。轻中度球孢子菌感染可采用口服氟康唑或伊曲康唑治疗，氟康唑治疗无效或不能耐受唑类药物的患者可选用两性霉素 B。对于可疑中枢神经系统感染或具有免疫抑制基础的患者，推荐进行脑脊液检查，明确有无中枢神经系统受累。对于存在中枢神经系统受累的患者，需要终生维持治疗。

要去开刀的"肺癌"病人，
其实是"霉雨"过敏

下午4点，方家的餐桌上已经香气袭人，油焖笋、酒香草头、糖醋排骨、油爆河虾……今天是儿子小方放暑假、从北京回来的日子，老方两口子已经准备多时了。在老方第五次去阳台张望的时候，小方的身影终于出现在楼下。半年未见，老方一边卸下儿子的行李，一边问个不停。

"北方夏天热不热呀？"

"不热，关键是不会一直下雨。"

"和室友相处得好不好呀？"

"挺好的，有一个还是'吃鸡'大神，特别厉害。"

"考试考得……咳咳……怎么样？"

"爸，你肺炎又犯啦？我考试还行吧，期末这两周都没打游戏。"

老方还想问点什么，但是感觉咳嗽有点停不下来。他不想扫一家人的兴，强忍着咳嗽去了卫生间。不一会儿，没有间隙的咳嗽声似乎就要从卫生间溢出来。

过了一会，老伴进来了："你这都咳嗽一个多月了，还越来越重，还是去医院看看吧。"

"都是老支扩（支气管扩张）了，我的身体我心里有数。"老张咳得满脸通红，还是不忘嘴硬。

"以前不都是冬天咳嗽，夏天哪有这么厉害过！"老方不说话了，老伴点破了他的心事。

第二天一早，小方还没起床，老方两口子给儿子留了字条说去逛公园，出门去了医院。

接诊的是个年轻医生，一搭听诊器："有啰音，做个肺 CT 吧。"

CT 很快做好了。医生翻来覆去看了好几遍片子，眉头越皱越紧："吸烟吗？有咯血吗？最近体重有下降吗？"

"不吸烟。我是老支扩（支气管扩张），医生不让吸。以前有痰中带血，最近一两年都没有过。体重嘛，最近可能比较累，忙着给我儿子翻修房间，瘦了两三斤。"老方答到。末了，还不忘自豪地补充一句："我儿子上大学，暑假回家了。"

"这样吧，你先查个血，查完就先回家，晚上在手机 App 上看结果。"没等老方再问，医生像是知道他要说什么，挥挥手说："先查吧，片子得结合验血看，现在还不好下结论。"老方心里隐隐觉得不太对——以前他因支气管扩张去看医生的时候，医生都会很爽快地直接跟他说病情的。

回家吃完饭，老方让老伴先出门去广场舞场地占位置。老伴一出门，他赶紧掏出手机查验血结果，一个红色的指标映入眼帘：癌胚抗原（CEA）28.8 纳克 / 毫升（正常范围：< 5 纳克 / 毫升），升高。

老方瞬间愣住了，看到"癌"这个字，他心里有些发慌。网络上清一色地说这是个癌症指标，跟结肠癌、胃癌、肺癌之类的肿瘤关系密切，越是晚期越高。什么？肺癌？怪不得医生看了肺 CT 之后眉头紧皱，还问有没有体重下降，难不成医生怀疑……可是孩子还打算申请出国，父母都 80 多岁了，正是到处都要用钱的时候……老方不敢想下去了。他突然想起自己有个朋友好像是外科医生，赶紧把指标截屏发给他问问情况。医生朋友大概还在忙，没有马上回复，等待中的老方坐立不安，不敢想，又忍不住乱想。

"叮！"手机响了一下，老方一秒钟都没耽搁，看向手机，是朋友回话：指标高了好几倍，要高度怀疑肿瘤。这是你什么人呀？最近有哪里不舒服？这个得赶紧住院好好查一查，查清楚能开刀就趁早开刀。老方看完，心都凉了。

"快来！那里有人！""空投落了，追啊！"儿子打游戏的声音传出来。

老方愣了一会，进了他的房间，"儿子，少打点游戏吧。"

"嗯。"小方嘴上应着，头也没抬。

"儿子，你妈脾气不太好，以后你让着她点。她血压也高，你以后打电话都提醒着她按时吃药。"

"我刚回来一天，又没惹她……我被98K爆了，快来扶我一下！"儿子还沉浸在游戏中。

老方轻轻叹了口气，走出了房间。

这时，老伴回来了，"等你半天你也没去。验血结果怎么样？"

老方有些支吾地说："都挺好，挺正常的。"他还没有想好怎么说，怕吓到她。

"是真好还是假好呀，你别瞒着我！"

"好就是好呀，箭头我还不会看了？快洗澡睡觉吧，今天折腾了一天，有点累了。"老方定了定神，语气斩钉截铁。

这一晚，老方翻来覆去睡不着，一半因为咳嗽，一半因为担心，老伴以后身体不好怎么办，儿子什么时候才能长大啊……

老方咳了一晚上，老伴还是不放心，一大早起来就拉着他再去医院。老方不愿去却又拗不过。

诊室里，医生面色凝重，问方婶："你是他爱人？"方婶点点头。医生转头对老方说："有些报告还没出全，你去检验科问一下几点能出吧。"

老方一下子心领神会："医生您不用瞒我，我有个癌症指标很高，是不是不太好，您直说就行。"方婶一脸惊讶地看看老方，又赶紧转过来看看医生。

医生语调低沉："CT上看到右上肺有肿块，倒是很光滑，但是旁边有很多血管，周围还有些大病灶。血里查出来癌胚抗原很高，一般我们认为跟肿瘤有关，很有可能是个肺腺癌，需要尽早开刀，建议尽早住院。"

方婶一下子懵了，情绪激动起来："这怎么可能，不会搞错了吧！去年体检还只有支扩！哎呀其实已经咳嗽一个多月了，早点来看就好了！"

"这样吧，要不您再去找感染病科一个姓胡的教授，他看肺部的疑难疾病很厉害，请他看看像什么。必要的话可以做个病理活检明确一下，然后再说后面的事。"年轻医生补充说道。

老方心里明白，医生这是怕自己和家人接受不了，用了个缓兵之计罢了。老伴却像是抓住了救命稻草："对对，老方你听到了吗？医生说让先明确下，你别急。"这话是她对老方说的，更像是对自己说的。

回到家，儿子已经起床了。老方去卫生间洗手的时候，小方也跟了进来："爸，你们去哪了？"

"没去哪，就逛逛公园。"老方答到。

"我看到你手机定位了，你们这两天都去医院了。爸你昨天晚上跟我说那些话是什么意思？"

老方心里一下子宽慰了些，故作轻松地说："没事的，还是咳嗽的老毛病，医生说得再检查检查。"

了解了情况后，小方马上给父亲预约了感染病科胡教授的门诊。

　　门诊楼里，儿子一手拿着雨伞和病历资料，另一手拉着老方的手臂张罗着挂号、签到、找诊室，又不时地回头关照父母小心地滑。老方跟在后面，心想，时间要是停在这时候，该有多好。

　　"胡教授，我爸最近咳嗽，肺 CT 报告说长东西了，验血有个肿瘤指标也高。之前看医生，说肺里的东西像是不好的那种，要开刀。他以前有支气管扩张，不过一直都挺稳定的，您给看看。"到底是年轻人，小方说话简明扼要，直抓重点。

　　"嗯。有痰吗？有咯血吗？"胡教授问。

　　"我是老支扩，一直都有痰的。血以前咯过，最近没有。"老方答道。

　　"痰是什么颜色？"

　　"以前是黄脓痰，最近有点发黑，还蛮多的，经常是一大块一大块的。"老方一五一十地回答。

　　"大块的痰？那有没有那种像橡胶手套一样分叉又'有型'的痰？"胡教授语调高了一些。

　　"这个……好像是有一次咳出来分叉的，但我也不确定是不是吃的东西不小心呛进去了，没在意。"

　　"那最近有没有接触发霉的东西呢？"

　　"没有没有，家里吃的东西都新鲜的，没有发霉的。"老方的口气非常肯定。

　　"有没有接触像旧的报纸、书、皮鞋、墙皮、下水道之类，有没有发霉的？"胡教授追问。

　　"前段时间你不是在给儿子翻修房间，那房间都半年没人动了，有没有什么发霉的？"老伴提醒老方。

　　"啊对！今年梅雨厉害，是有书发了霉，这应该没啥影响吧？我儿子暑假回来之前，我想给他房间理一理。黑色的痰我觉得也可能是因为房间里的灰尘。"被老伴这么一提醒，老方叔赶紧补充了一下。

"这可影响大了！"胡教授笑笑："那就对了，你这 CT 上病灶比较圆，边界比较光滑，位置靠近中心；又是在接触发霉物品后出现的症状，有可能是霉菌过敏。"

"不是癌症？"老方仔细回想了一下，他的咳嗽、咳痰好像确实是从开始整理房间起加重的，瞬间感觉云开雾散。

"胡教授，我们有个肿瘤指标很高，都说是肿瘤，您看呢？"方婶补充问道。

"我看到了，通常情况下这个指标和肿瘤是紧密相关的，但是霉菌过敏的时候这个指标也可以升高，需要仔细鉴别一下。"

听了胡教授的解释，一家三口都长舒了一口气。在胡教授的建议之下，老方办理了住院。入院后的验血中，医生发现老方的嗜酸性粒细胞和 IgE 明显升高，尤其是曲霉特异性 IgE 明显升高。

胡教授给科室年轻医生讲解说道："这个病人的 CT 影像乍一看像肿瘤，但仔细看边缘太光滑了，这种特征性的影像学表现非常支持 ABPA 的诊断。

这种病是病人吸入曲霉菌后，对曲霉抗原发生变态反应，也就是过敏，导致支气管黏膜产生炎症、坏死。支气管的黏液分泌异常增多，但是又排不出去，就在支气管腔内积聚、结块，被支气管塑型，就形成了 CT 上表现为边缘光滑的'有型'的病灶。由于病灶个头长得特别大，不仔细分析会误认为肿瘤，因为这个被开了'冤枉刀'的也不少见。

而成块的黏液如果偶然被病人咳出体外，就是橡胶手套一样分叉又'有型'的痰。南方比较温暖潮湿，尤其是梅雨季节湿度更大，霉菌容易生长，导致墙皮发黑、下水道散发霉味之类，大量曲霉孢子被人吸入后就容易出现这种病。

目前，他的血嗜酸性粒细胞升高、曲霉特异性 IgE 升高，都指向 ABPA 这个疾病。接下来我们需要做个支气管镜，取标本做病原病理学检查加以明确，还可以进一步排除肿瘤。"

末了，胡教授又补充道："说来有意思，癌胚抗原一般来说是比较特异的肿瘤指标，但这几年我们收治了百来例 ABPA 的患者，发现有些患者癌胚抗原也会升高，往往被误诊为肿瘤而开刀。其实抗曲霉菌治疗后，他们的癌胚抗原水平会快速下降。大家后续可以关注下这个病人，验证一下。"

各项检查紧锣密鼓地安排起来，陆续回报结果——痰真菌培养：曲霉属 1+；支气管镜下看到管腔痰栓嵌塞；肺组织病理未见肿瘤依据——个个都指向 ABPA 这个疾病。医生考虑 ABPA 诊断明确，第一时间给老方用上了针对性的药物。

老方一家听说确诊了不是肿瘤，非常开心。用药后，老方的咳嗽先是明显增多，咳出了很多硬硬的块状的痰——由于医生有预告在先，用药后会先排出"老痰"，老方一家心很定；在这之后，咳嗽咳痰的症状就快速好转了，之前升高的嗜酸性粒细胞、IgE 都降下来了，最让他们牵挂的肿瘤指标——癌胚抗原也大幅度下降。两周后，医生给老方复查了肺部 CT，肿块已经不见了，留下了空心的扩张的支气管腔，老方一家心中的石头总算落了地。

经此一事，老方对戴口罩和监督家人戴口罩越发上心。而小方得知父亲是因给他整理房间才生病之后，心里又是愧疚又是后怕，为了不让父母操心，游戏也不打了。虽然被室友埋怨，小方对父亲的病却绝口不提，只说是自己玩腻了。老方老两口儿虽然不知这些细节，却也明显觉得儿子是个能"扛住事"的大人了。

徐阿姨从小在上海长大，平时的工作是看管和整理仓库。上海雨多，装货的木箱发霉是常事，赶上梅雨，整个仓库里都弥漫着霉味。徐阿姨有点支气管扩张，是老毛病了，一直都还算稳定。但是最近一段时间，她总觉得呼吸不顺畅，咳嗽止不住，还总咳出褐色的痰，这是以前没有过的。她辗转找到感染病科，胡教授一看CT就考虑到可能是曲霉过敏引起的ABPA，便问她有没有接触霉变的东西。徐阿姨一拍大腿："哎，你还别说，每年大约梅雨季节，总觉得肺里不舒服，得住几天医院！"徐阿姨恍然大悟，决定每年梅雨季节时离开上海，去干燥的北方城市，她的ABPA果然没再复发过。

☆ 变态反应性支气管肺曲霉病（ABPA）预防大于治疗

曲霉在日常生活中很常见，尤其是在潮湿、湿热的环境中，比如老旧的墙壁、发霉的皮具、腐烂的稻草堆等。其生长繁殖时会产生大量分生孢子，孢子很轻，可在空气中漂浮很长时间，很容易被人吸入肺里。当环境或物品有明显霉味或发霉表现，而又必须接触时，建议开窗通风，全程佩戴N95口罩。N95口罩可有效滤过孢子，减少接触，进而减少ABPA发生、复发或加重的机会。

☆　顽固性哮喘患者需警惕 ABPA

通常，哮喘患者的 CT 上没有明显的肺部病灶，但部分患者的哮喘疗效欠佳、难以控制、反复发作。尤其 CT 显示肺内有病灶者，需警惕其并非是普通的哮喘，而是 ABPA。

☆　ABPA 治疗时间长，可能会复发，需要长期随访

ABPA 治疗时间较长，糖皮质激素需要遵从医嘱调整剂量，否则容易出现病情反复。病人通常需要定期、长期门诊随访，治疗要有耐心。另外，长期服用激素抵抗力会下降，如果伴有支气管扩张，容易合并其他感染如铜绿假单胞菌、非结核分枝杆菌等。

☆　部分 ABPA 患者的癌胚抗原可以明显升高

癌胚抗原是胃癌、肠癌和肺癌等恶性肿瘤的重要筛查标志物。但部分 ABPA 患者的癌胚抗原也可以明显升高。不过，随着糖皮质激素治疗和 ABPA 病情的改善，癌胚抗原可以逐渐下降。

一次肺炎，
破解了一桩"投毒案"

初夏的清晨，老郑和老伴在公园晨练。一阵风吹过，老郑打了个哆嗦。

"今年天气暖得迟哦。都这会儿了，还吹冷风呢。"

"是你自己怕冷吧，你看满公园就你还套着开衫。"老伴戳穿得毫不留情。

"明明是冷风嘛。"老郑嘀咕着。

"是不是你昨天去看人家打牌，受凉了？"

"没有的事。"老郑矢口否认，但是听上去语气有点心虚。

回到家里，老郑还是感觉身上凉飕飕的，喝了几杯热水才感觉好一些。转眼到了午饭时间，老郑觉得没精神，饭也没吃，倒头就睡了。

"咳咳，咳咳咳。"老郑被自己咳醒，想翻个身，却感觉像年轻时在部队里拉练之后那样，全身酸痛。

"你看看，感冒了吧！人家打牌，不让你去凑热闹，你偏要去！"老伴嘴里不饶人，手上却一刻不停地找着感冒冲剂。

"这身体变弱了，吹点风就不行了。"老郑自嘲，心里祈祷着千万别有事。

　　老郑六十多岁，这大半辈子过来，不算波澜壮阔，也可谓经历丰富。年轻的时候当过兵，扛过枪，那也算是经历过激情燃烧的岁月；退伍之后在机关单位勤勤恳恳地工作，度过了最为平静幸福的时光；临退休时不幸确诊了鼻咽癌，好在经过放疗和免疫治疗后，肿瘤缓解，取得了阶段性胜利。在这之后，老伴就对老郑身体的任何异常保持着十二万分的警惕。

　　事与愿违，老郑的咳嗽并没有好转，没过几天还开始打寒战。一测体温，体温计读数直奔39.0℃。全家人心里"咯噔"一下，马不停蹄地把老郑送到了医院的感染病科。

　　医生给老郑验了血，发现炎症指标飙得很高，赶紧开了抗菌药物，又约了最近时间的胸部CT检查。吃上药之后，老郑就不再打寒战了，精神也好了很多。想着胸部CT要么就不做了，但是拗不过老伴，还是乖乖做了胸部CT，然后找医生复诊。

　　医生听说老郑体温正常了，也很高兴，打算给老郑停药。没想到一看CT，发现老郑的肺上像开了花一样，有好多炎症病灶，于是又给他加强了抗感染治疗。

　　用药满一星期后，老郑的炎症指标恢复了正常。复查胸部CT，病灶也吸收了不少，就是还有点咳嗽。医生让他好好休息，一个月后再来复查胸部CT。老郑倒觉得自己的病都好差不多了，还要复查CT有点多此一举了。他没想到，这咳嗽一直都没见好。

　　家人实在不放心，一个月之后，带着老郑再次踏进了医院的大门，复查了胸部CT再去找医生复诊。医生打开影像系统，快速地点击和拖拽着鼠标，对比了当天和一个月前的CT影像，一边滚动滚轮，一边给老郑一家解释："右肺病灶是在进一步好转，但还剩一部分。"医生盯着图像，眉头皱了一下："左肺这里，有一块新的病灶。"

"啊？怎么还多出来了呢，我们药都吃得准时，最近也没再发烧。"老郑的子女急得跳脚。

"抗感染效果不太好，短时间内还有新增病灶，这个要住院做检查了。"医生语气温和却没有商量的余地。

"唉，又要住院了，住院部的门槛都要被我踩平了。"老郑叹了口气。

老郑走出诊室之后，他老伴又悄悄折返回来："医生，您和我说实话，我家老郑这个肺里，会不会，是肿瘤转移？"

"看起来不太像，不过，还得做个支气管镜检查才能明确。"

老郑住院后的第二天，恰逢科里大查房。感染病科胡教授听完病史汇报后，再仔细阅读老郑的 CT 胶片，一一比较后，抛出了灵魂拷问："患者在病程早期有发热，肺部有炎症病灶，抗感染后发热好转、炎症指标也下降，按理说肺里病灶应该是逐步吸收了的，为什么会有新发的病灶？"

"患者细胞免疫功能很差，不能排除卡氏肺孢菌、诺卡菌、曲霉菌等机会性病原体感染。"

"患者有肿瘤病史，免疫状况不佳，是否还存在其他低毒力病原体感染，比如结核或其他分枝杆菌感染？"

"会不会不是感染，而是鼻咽癌肺转移？"

尽管大家分析得很全面，但是看胡教授的表情，似乎还没有说到点上。大家搜肠刮肚又想不出什么新的思路，都觉得心里痒痒的。

"大家分析得都很好，不过再仔细看看，这 3 次 CT 的变化有没有什么规律？虽然病灶有的吸收，有的新增，但是大家有没有发现，病灶都是位于支气管远端，能联想到什么吗？

会不会是吸入了什么难以吸收的东西，而且是液体，尤其是油性物质，可以直达气道最深处？这样的话，抗感染自然是效果不好的，而且由于吸入因素持续存在，病灶还会增加。比如插胃管用来润滑的石蜡油，更可能是长期使用的油类，比如缓解便秘的蓖麻油，饮用后不小心吸入；或者是油性的滴鼻剂，深吸气后吸入了肺里。"

大家面面相觑：道理是这个道理，但是，这也可以？

瞬间，反应过来的至少有3个实习医生和一个床位医生同时奔向老郑的床旁。

"老郑，你最近有没有在一直用什么油？比如，有没有便秘，会一直喝油吗？或者有没有用什么油性的药水滴鼻子？"

"不便秘，滴鼻子药水倒是有的，就是这个。之前5月份鼻咽癌放化疗，之后鼻子和喉咙就干得厉害，用了很多药都不奏效，就这个滴鼻液便宜又好用。哎医生，你们是怎么知道的？"

床位医生拿起老郑递过来的小瓶子，定睛一看：薄荷脑樟脑滴鼻液，溶剂：液状石蜡。

"你一般怎么用啊？"床位医生继续刨根问底。

"就这样，躺着，滴进去呀。"

"那这样会不会呛到啊？"

"这个就是要深吸才能把喉咙也滋润到，吸得太深就会有点呛。不过我已经用了这么久，很有经验啦。"

线索出来了！肺里的炎症，应该就是这个东西！

原来，由于放疗的缘故，老郑的头发和鼻毛都掉光了。头发这东西，没有了最多有点头冷。但这鼻毛，在的时候不觉得它有什么作用，甚至经常觉得它有碍观瞻琢磨着剪掉，但是人一旦真的失去了鼻毛，就会让人没有一分钟能舒服地度过。每一次呼吸，气体都在不停地带走鼻腔和喉咙黏膜上的水分，"荒漠化"了的鼻子和喉咙让老郑痛苦不堪。看过医生之后，医生也坦言没有太好的办法，建议老郑试试薄荷脑滴鼻液。老郑半信半疑地用了一下，觉得就像沙漠上流过一股清凉的泉水，如果再"嘶"地深吸一口气，那清凉的泉水就能深入"沙漠腹地"，滋润到喉咙里。老郑感觉解决了心腹大患，生活重新有了希望。从此，老郑就一天也离不开滴鼻液了。没想到这个给他带来生活希望的东西，竟然会悄悄地潜入肺里，成了毒害肺部的"毒药"。

有了方向，还是需要做支气管镜和取肺组织活检病理来证实。3天后，肺组织活检病理报告在大家的期待中出现：部分肺泡腔内可见泡沫状组织细胞，类脂性肺炎可能。那些"泡沫"就是老郑吸进去的滴鼻剂里的脂质——液状石蜡，在CT上表现出来的就是"肺炎"！

老郑听到这个诊断后，对着那瓶跟随他很久，带给他无数清凉时刻的滴鼻液看了又看，内心五味杂陈，最后还是把它"封印"了起来。老郑老伴听说之后，笑得眼睛里亮晶晶的，一个劲地说"好，好！"

排除了感染因素后，医生给老郑用了适量的激素治疗，老郑的咳嗽明显少了很多，精神也好了不少。至于咽干鼻干的症状，医生让他滴鼻的时候务必坐着，而且每次不能用太多，之后也不要深吸，这样就会大大减少误吸入肺的可能。

出院几天后，老郑老伴买菜回来，发现老郑神色慌张地往口袋里揣着什么。

"鬼鬼祟祟地干什么呢？"

"没……没什么啊。"

"还不老实？拿来我看看。哦，一封信啊，写给谁的？"

只见信上写着：老太婆，我这次住院，万一查出来是肿瘤没控制好，你不要难过。你脾气不好，以后还是要悠着点，不然对肝不好……落款是"你的老东西"。

老郑在旁边有点尴尬地"嘿嘿"笑着："住院之前塞在你床头夹缝里的，这不用不上了嘛，我就拿回来……哎，你别哭啊，我这不好好的嘛……"

相关病例

年过半百的周大姐不久前被诊断为鼻咽部 NK/T 细胞淋巴瘤，接受放化疗后，她的舌面和咽部黏膜都有不同程度的受损，干饭吃不下，只能每天喝粥，同时靠石蜡油滴鼻改善鼻咽部症状。2 个月前，周大姐化疗后出现了高热，还咳嗽、咳黄痰，肺部 CT 发现了肺炎，但是用了普通的抗菌药物却没什么效果。医生给她升级了抗菌药物，甚至用上了抗真菌治疗，还是没什么效果。经过病友介绍，周大姐来到了感染病科，诊断为肺部感染合并类脂性肺炎。经过治疗，周大姐的症状终于明显好转。

医生提示

☆　**什么是类脂性肺炎**

类脂性肺炎是由肺内脂质性物质沉积引起的肺炎。其中，外源性类脂性肺炎较为常见，多见于吸入石蜡油、凡士林等油剂或油性滴鼻剂引起。鼻窦炎术后、鼻息肉术后、鼻咽部肿瘤患者常使用油性滴鼻剂，肠梗阻或长期便秘患者常口服石蜡油，这些人群均有可能发生油剂的误吸，尤其在卧位、夜间更易发生。

☆ **外源性类脂性肺炎的临床表现有哪些**

外源性类脂性肺炎可表现为呼吸困难、低氧血症、咳嗽咳痰、胸闷气促，可伴发热。肺炎轻重程度往往与吸入油剂的量和种类相关。

☆ **哪些人群需警惕类脂性肺炎**

对于高龄、存在咽喉部解剖学异常或功能障碍、神经肌肉疾病或有胃食管反流、贲门失弛缓症、吞咽困难的患者，在使用上述油剂时容易发生误吸，需特别当心。

☆ **如何防止误吸油脂类滴鼻剂**

一般的滴鼻剂使用方法是建议仰卧，头尽量后仰，使滴鼻液顺着鼻孔一侧慢慢流下。但使用油性滴鼻剂时，应避免仰卧时使用。对于吞咽困难或容易发生胃食管反流的患者，在使用油性泻药时需缓慢吞咽，服用后保持半卧位或直立体位，避免平卧，以防油剂反流后误吸入肺。

人类高质量男性减肥
血泪史

　　说来，世界上最让人心酸的两个字就是"瘦过"。想当年，大学时代的庞先生瘦得像根跳绳一样，肚皮上的 6 块腹肌也很是明显——虽然是瘦出来的。那会儿，男生的饭量都很惊人，而且几乎每天都会吃夜宵，但那会儿运动量也大，课余时间都花在球场上了。后来毕业了，忙碌的工作置换了打球，应酬也渐渐多了起来，庞先生肚子几乎和怀孕的媳妇同步增长。后来媳妇"卸货"了，庞先生的肚子却一直"涛声依旧"。

　　都说体检报告是专治打工人各种不服的"神器"，庞先生的体检报告就可以称得上是"杀器"。今年，他的体检报告比同事多了好几页，第一页上用粗黑体写着肥胖、高脂血症、高尿酸血症、高血压、空腹血糖受损、脂肪肝……庞先生刚看了一眼就觉得眼前一黑，赶紧合上了封皮。家里孩子还小，父母也快到需要人照顾的年纪了，老老少少都需要自己撑起。庞先生痛定思痛，下定了决心，减肥！

　　善于在网上找答案做攻略的庞先生马上开始了行动。节食和健身是最早开始也是最早结束的选择——因为太痛苦而且见效慢；代餐、减肥药、针灸也一一试过，但都收效甚微，堪称一部大型减肥血泪史。

屡战屡败的他想到了减肥杀手锏、终极大 BOSS"缩胃"手术——想给人瘦身，先给胃瘦身。他仔细查阅了相关资料，资料显示"这种手术在国内已经开展 20 余年，效果好，安全性高，是最流行的代谢减重手术方式之一"。和家人们沟通后，大家也很支持他的选择。

住院、手术虽然难熬，但成效显著。庞先生出院后，饭量果然锐减，配合饮食调整和不那么痛苦的运动，油腻大叔脱胎换骨成了人类高质量男性。现在血压、血糖、血脂和尿酸指标都正常了，连双眼皮都更明显了，家人和同事都夸他前后像是变了个人。

不过，不知是减肥用力过猛还是工作太忙，这大半年庞先生的抵抗力有些差，总是反复发烧、咳嗽，一两个月总会有那么一次。医生说他左下肺一直有块病灶，应该是炎症，可是 CT、支气管镜、痰培养都做了，各种颜色的抗菌药物吃了一堆，发烧、咳嗽还是时不时找上门来，人更加瘦了。庞先生再次发挥了找攻略的技能，在网上搜索自己的病情，一页还没看完就再次有了熟悉的"眼前一黑"的感觉。

第 5 次看门诊之后，当地医生也束手无策了，就给他推荐了上海的胡教授。庞先生感觉像抓住了救命稻草，带着大叠的资料开车直奔上海。

诊室里，庞先生的袋子就像哆啦 A 梦的口袋，各种胶片、报告、出院小结掏也掏不完。庞先生有些不好意思，胡教授早已司空见惯，让他只管把资料都拿出来。

"痰培养，结核感染指标检查，真菌感染指标检查。哦，支气管镜也做了，小伙子，你这检查做得很全嘛，但都是阴性。用过什么药吗？"

"用过，我们当地的医生说是把他知道的抗菌药物都用遍了。起初效果不错，医生说肺炎有吸收，越往后效果越不好，一直没除根，复发了好多次。"

"一直是左下肺感染，右边的肺没有感染过对吗？"

"对，每次医生只说左肺有问题，没提过右肺也有问题。"

胡教授觉得庞先生的病情确实复杂，一次门诊解决不了，就给他安排了住院，详细检查。住院后，医生给庞先生安排了一系列检查和化验，还做了CT引导下经皮穿刺肺活检术。病原学、病理学、细胞学等"长枪短炮"都用了，却没有发现特殊的阳性结果。2个星期的经验性抗感染治疗之后，庞先生的CT上显示病灶不但没缩小，还略微有进展。

作为病房疑难杂症的代表，庞先生的病情成了胡主任大查房时的重头戏。

"已经报告的病理学和病原学都没什么提示？"胡教授问。

"当地和我院病理报告都是炎症，但是病原学做了五六次，传统培养和病原基因检测都是阴性。"主治医生汇报道。

"免疫情况和营养状况怎么样？"

"免疫的各项指标都正常的。营养方面，蛋白水平稍微偏低一点点，我们开了营养液，不过患者吃得不多。"

"他吃不下吗？这个年纪的男性正常来说食欲不会太差。"

"不不，患者有顾虑，他之前有肥胖症，因为减肥还做了手术，所以现在对吃这些东西有顾虑，担心吃多了又胖起来。我们也劝过了，现在感染消耗大，营养要跟上。"

"等等，做过减肥手术？这个手术怎么做的？"

"几年前在外地做的胃旁路手术，就是把胃切成一小一大两部分，把小的部分直接和空肠（小肠中上段）连起来，这样胃容量减少（减少食量），

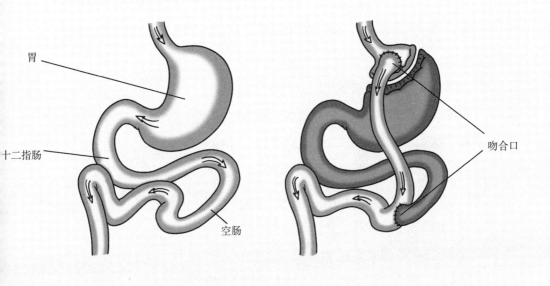

胃

十二指肠

空肠

吻合口

减肥胃旁路手术示意图

食物消化吸收的路径也缩短（减少吸收），达到减轻体重的目的。他手术之后恢复得挺好的。"

"胃缩小了，会不会食物和消化液反流，误吸入肺导致反复肺炎？"

"考虑过，刚入院就问过他有没有反流，他说手术刚做完一年反流比较明显，现在基本都好了。"

整个办公室都陷入了沉默和思索之中。

"痰是什么颜色的？"半晌，胡教授继续追问。

"偶尔有黄痰和灰色痰。"床位医生抢答道。

"你看到过吗？还是听他说的？"

"他说的，我没实际看到过，不过……患者应该不会记错的吧。"

胡主任像发现了新大陆，带领大家来到庞先生病床前。

"您咳痰多吗？是什么样子的？"

"胡主任，您好！我的痰很多，偶尔有黄痰和灰色的痰。"

床位医生在旁边不住地点头。

"痰是珍贵的第一手诊疗资料，我们要看到真实的情况。既然痰很多，要不您现在就咳一口吧。"胡教授说道。

庞先生有些不好意思，看到胡教授一再坚持，就用纸巾掩口，深咳一声，把痰吐在纸巾，有点难为情地给胡主任看。

"哎，怎么是乳白色？看着有点像营养液呀！"胡老师仔细端详了半天，问道。

这下可引起了全体医生们的争相围观和小声讨论。还别说，他的痰是稀薄的、呈乳白色，真的有点像营养液。

"我刚吃过营养液，还没来得及漱口，黄痰和灰痰不是一直都有。"庞先生有点不好意思地解释道。

"不，这不像是沾在表面上的，而是整口看上去都是乳白色。床位医生过来看一下，是不是？"

"嗯嗯，仔细看看确实像。"床位医生尴尬又不失兴奋地说。

"那你有没有吃饭之后食物反流、呛咳这些情况？"胡教授继续追问。

"以前有，现在好多了。我很注意的，都是吃完饭走动个把小时才躺下，而且现在还吃着抑酸药呢。"

"他一个月前在外院做过胃镜检查，没发现什么特别的。"主治医生不失时机地补充汇报。

"当时也许还没发展到能查出来的程度，现在病情还在进展。如果有反流，也会更容易查出来。咱们先做个上消化道造影，必要时再复查个胃镜吧。看看里面有没有什么异常。"胡教授指示了新思路。

床位医生很快给庞先生安排了检查，但心里仍然有些半信半疑：病人一个月前刚刚做过胃镜，这次真的能有新发现吗？

"叮铃铃！"病房办公室电话响起，是造影室打来的："你们这个病人食管、胃交界处左侧有不规则造影剂影，局部瘘（脏器之间的异常通道）可能！建议进一步做胃镜检查。"

办公室瞬间开了锅，这样的情况很可能是患者反复溃疡，导致食管和胃交界处穿孔，外溢的食物和胃酸导致局部感染性和化学性炎症，并且从纵隔蔓延到胸腔和肺，导致患者反复肺部感染！怪不得他总是左肺有肺炎，右肺一直是好的，因为瘘口在左侧！也怪不得他没有感觉到明显的反流或呛咳，就出现了反复肺炎，因为食物和胃酸还没反流到喉咙，直接在食管和胃的交界处就溢出去了！

床位医生赶紧又安排了胃镜检查，果然在食管、胃交界处看到了瘘口，直径 0.8 厘米左右，局部还有少量的脓性分泌物！医生们又仔细阅读了患者当地胃镜的彩图报告，发现相应的部位也有一个疑似瘘口，但是一来当时还很小，二来位置也十分隐蔽，因而没有报告异常！

庞先生知道了这个消息，又喜又悔。喜的是胡主任见微知著，追根溯源，不畏浮云遮望眼，辗转曲折终于查明病因，治愈有望；悔的是自己偷闲躲懒，"拈轻怕重"，欲以一劳换永逸，享"瘦"人生却害身体抱恙，悔不当初！

明确病因之后，治疗就多管齐下、标本兼治。医生给庞先生留置了鼻肠管，食物从管子直接注入空肠里，让胃、食管交界处的瘘口"休息"一段时间，自己慢慢长好，同时抑制胃酸分泌，促进瘘口愈合；继续进行充分抗感染治疗，促进炎症清除。经过全方位的对因和对症治疗，庞先生的肺炎终于得到了彻底的吸收，胃、食管交界处的瘘口也逐渐愈合了，不需再次手术修补瘘口。治病的万里长征路终于走到了治愈的终点。

医生提示

☆ 减肥手术并发症都有哪些

减肥手术并发症可能有胃食管反流病、不同程度的营养不良、倾倒综合征、胃切割位置渗漏、胃收窄至吞咽困难、胃癌、腹腔粘连、感染、出血等。

☆ 哪些人容易出现反流误吸、吸入性肺炎

○ 喉-食管-胃手术后：如缩胃术后、胃旁路术后、胃大部切除术后、食管癌根治胃代食管术后等。

○ 食管有基础疾病：如食管癌、胃食管反流病。

○ 意识水平下降：昏迷、醉酒。

○ 吞咽功能障碍：鼻咽癌术后、脑梗死后、老年人。

○ 胃食管动力紊乱：贲门失弛缓症、胃瘫。

○ 鼻饲患者。

○ 机械通气。

○ 长期卧床。

☆ 预防反流误吸的方法有哪些

○ 床头抬高 30°。

○ 少食多餐，饭后不要立即躺下；鼻饲半小时内尽量减少翻动病人。

○ 可以使用促进胃动力的药物，如多潘立酮、莫沙必利等，促进胃排空。

○ 减少机械通气的时间。

☆ 食管瘘的治疗主要包括哪些方面

○ 禁食、抑酸。

○ 留置空肠管，肠内营养支持。

○ 抗感染。

○ 支架介入治疗。

○ 早期手术修补或切除。

当一个农民

遭遇重症肺炎

王老汉是从医生的眼神和行为中，琢磨出自己病情严重程度的。

其实就在两周前，王老汉还身体倍棒，"能文能武"——武能扛着锄头下地干活，文能打"斗地主"打到后半夜。他就是有点发烧、咳嗽、气喘，但是冬天有个感冒发烧不是很正常吗？隔壁有老慢支（慢性支气管炎）的老李每个冬天都会来那么几次发烧、咳嗽、气喘，最多也就耽搁几天打牌，所以王老汉压根就没当回事。

但是，凡事就怕但是，现在他上个厕所都得有人服侍，而且只能在床上解手。因为他走不到两步路就开始喘，厕所对于他来说就是咫尺天涯。这两个星期里，他体会到了从天上到地下的强烈落差。

王老汉是个地道的农民，和土坷垃打了一辈子交道，锻炼出一副好身板。老伴去世后，他就一个人在农村生活。儿子儿媳说了很多次让他去城里住，他一直没松口。一来待不惯，没有老李他们陪着打牌，总觉得没意思；二来闲不住，庄稼人离开了土地，就像树离开了根。一句话，乐得自在。

这天下午，他干完活回来头上冒了一层薄汗。眼看着打牌的时间快到了，他从锅里抓起个红薯就出了门。没想到，这一天他手气特别差，对家老李好几次又是挤眉又是使眼色，他都没"接收"到，害得老李也跟着输了两包"红塔山"。王老汉有点不好意思，用咳嗽掩盖尴尬："咳咳咳，今天有点困，状态不行。"

回到家，王老汉晚饭也没心思吃，倒头就睡。第二天是周末，他醒来就觉得头晕得厉害。本来准备做些饭菜迎接儿子一家的，但做到一半，一迭声的咳嗽让他直不起腰，去仓房拿块腊肉就喘得不行，实在坚持不住又躺回床上了。儿子媳妇回来看到他这样，吓了一跳。一摸额头，不好，老爷子发烧了。小两口儿急忙把他带到县里医院去看病，量了体温，40℃！抽血化验，白细胞和炎症指标都非常高，拍了片说是"支气管炎"，医生赶忙给输上了液。

治了一个星期，王老汉的高烧却一直不退。再拍了个片子看，还加重了不少。医生皱着眉说，县医院怕是解决不了，让王老汉一家赶紧去大医院。王老汉犟的像头牛："我不去，我没事……"话没说完就开始咳嗽。小王更加坚定了决心：叫救护车！去上海看病！

救护车"呜啦呜啦"一路到了上海的一家医院。王老汉进了急诊大厅，又是一套抽血、拍片、输液，这里的医生也是眉头紧锁。小王觉得心里没底，在手机上查了查"上海，发烧咳嗽"，记下了几个医院，又在地图上搜索了路线。第二天一早，他让媳妇照顾父亲，自己拿着父亲的检查报告按照由近到远的路线开始求医问药。

要说上海真是太大了，医院的患者太多了。小王人生地不熟的，跑了好多路，感觉看病全靠运气。兜兜转转两天，看了 2 家医院 3 个专家，医生说了什么他听不太懂，开的药带回去给父亲吃，病情仍然不见起色。看到第 4 家医院的时候，小王已经有些迷茫了：这个感染病科的胡教授已经是他看的第 4 个专家了，他也不知道自己坚持下去会不会有结果，也不知道下一站该去哪里，脑子里乱哄哄的。

胡教授翻阅了王老汉的检查结果，目光落在 CT 胶片上，对身边的年轻医生说："又是一个。"小王一听，眼睛一下子亮了：这医生应该是以前看过父亲这种病！看来是来对了！心里这样想着，上半身凑得更近了。

"冬季是流感的高发季节，老年人中重症病例比较多。看你父亲的肺部CT，首先考虑流感病毒肺炎。老人家肺部病变在短期内快速进展，有可能有生命危险。"胡教授说，并要求在视频看下病人情况。视频接通后，戴着呼吸面罩的王老汉喘得仍然很厉害，只能对着屏幕挥手致意。胡教授当机立断："来我们感染病科住院吧，要快！"

小王感觉这几分钟之内，好像坐过山车，上上下下了好几次了。出了诊室，小王赶紧往父亲处赶，手里捧着住院单像是捧着父亲的性命。半路上才想到忘记感谢胡教授了。

一番折腾，有惊无险，王老汉住进了感染病科病房。各项手续一办妥，王老汉就被推着床去复查了一个胸部 CT。正好和刚刚结束门诊的胡教授一起进了病房。不到 5 分钟，小王又被胡教授招去办公室谈话了。

"我们要给你父亲告个病危。病人刚做完的 CT 我们已经看到影像了，与之前相比明显进展了。目前病人的肺基本都被炎症渗出填满了，很难行使正常的呼吸换气的功能。根据流行病学特点、影像学特点，目前首先考虑是流感病毒肺炎。他的病很重，有可能很快就危及生命，家属要做好心理准备。如果进一步加重，病人可能需要进监护室，气管插管，甚至是做'人工肺'，我们会尽最大努力和时间赛跑。我们已经收治过十几例流感肺炎了，其中也有重症的，病人虽然年纪大，但体质不错，也没什么基础疾病，还是有治愈希望的。主要就看这几天了。"

胡教授转过头去指示开医嘱：立即取咽拭子送多重 PCR 病毒检测，马上用奥司他韦抗病毒，这几天每天用甲泼尼龙 80 毫克抗炎，然后……

病房里还有好几个也是发烧气喘的病人，但每个人情况不一样，从医生查房时的表现就能看出来。有些人，医生查房时在其病床边停留时间很短，偶尔被医生叫出去沟通病情，回来的时候也都是神色平静，或者笑呵呵的，这些不用说，都是轻症的病人。有些人，医生来到其床边的时候，通常神色凝重，和患者讲话之前似乎都能看到他们要先深吸一口气，同病房其他患者路过他们床位的时候脚步也都要轻一些。王老汉就是这样的重病人，小王感觉心里的那根弦总是绷得紧紧的。

次日下午，床位医生笑容满面地来到床边，而且这次没有把小王叫出门外再讲话的意思，小王心中一动，莫非有老爷子的好消息？果然，医生给他看王老汉新出来的咽拭子报告，甲型流感阳性！昨天开始用的就是特效药！

小王咧开嘴，想笑，眼泪却先落了下来。父亲还在身边，小王赶紧转过身擦干眼泪，回过身对着父亲挤出勉强比哭好一点的笑容："爸，我就说这边的医生有经验的，你还不信，还不愿意来。"

王老汉捏着儿子的手："儿子，你受累了。"

每次医生查房，王老汉听不太懂医生说的话。生了病，他的精力也有限，便只观察医生的表情和行为。床位医生的眉头、语气和每天来床边看他的次数，就是自己病情的晴雨表，他感觉这辈子种地看天气都没这么细心过。

现在好了。也亏得庄稼人的好身体，在特效药的加持下，王老汉扛过了最危险的时期，触底反弹。逐渐地，他的呼吸不像以前那样费力了。再后来，王老汉又经历了肝功能轻度异常、所需吸氧流量减少、能在床边走几步路这样的起起落落之后，各项指标终于都到达了医生比较满意的程度。医生拍板：可以带药出院！

出院之后 10 天、一个月，王老汉复查的胸部 CT 上，弥漫渗出的病灶逐渐吸收了。王老汉每次来医院复查，都会带一袋自家地里种的东西——花生、小南瓜或是糯玉米，坚持要自己送到病房，儿子代劳也不行，因为"得让医生看看他们把我治好了，而且没有后遗症"。他会放下袋子就走，医生要推辞都来不及。

王老汉习惯了用与天地打交道积累的智慧来理解这个世界，用庄稼人朴素的方式表达感情。他不会说什么漂亮的感谢话，他嘴拙，但心里亮堂。

医生提示

☆　什么是流感

季节性流行性感冒是甲型流感病毒或乙型流感病毒导致的急性呼吸道感染，主要发生在冬季，可在世界范围内暴发和流行。流感的典型潜伏期为 1～4 日。感染者的呼吸道分泌物中常有大量流感病毒，传播途径主要为飞沫传播，部分为接触传播。多以突然发热、头痛、肌痛和不适起病，肺炎是常见并发症，可能引起呼吸衰竭，也可出现肌炎、横纹肌溶解、中枢神经系统受累、中毒性休克综合征。

☆　流感有没有特效药

目前治疗流感的药物主要为神经氨酸酶抑制剂，包括奥司他韦、扎那米韦等，对甲流、乙流均有效，耐药性低。发病 48 小时内进行抗流感病毒治疗可缩短病程、减少并发症、降低病死率。最新抗流感药物玛巴洛沙韦能抑制流感病毒的帽状结构依赖性核酸内切酶，更快速地阻断病毒复制，全程只需服药一次。

☆ **是否需要接种流感疫苗**

虽然疫苗并不能完全阻止流感发生，但有助于降低流感和重症流感的发生率。接种过流感疫苗的人得了流感以后，症状可能会比较轻，出现肺炎等并发症的机会可能会比较小。尤其是对于老年人、儿童以及免疫力相对低下者，接种流感疫苗很有必要。

☆ **流感如何预防**

流感的预防方法，总结起来俗称防疫"三件套""五还要"。

"三件套"：戴口罩、保持社交距离、做好个人卫生；

"五还要"：口罩还是要戴、社交距离要留、咳嗽喷嚏要遮、双手经常要洗、窗户尽量要开。

她嗓子哑了，
原来是在买菜路上中了"阴毒"

元旦这天我上二线班，来了个重病人忙了一上午。中午，我买了盒饭刚到值班室，我妈的视频电话就打了过来："今天食堂伙食如何？肯定比我们吃得好。我们就将就着随便吃点。"视频里，清蒸鱼、开边虾、糖醋小排、炸春卷……摆了满满一桌，旁边一个多功能锅上还在烤着肉，腌渍得深红的吊龙"滋滋"作响，我甚至想到它表面此起彼伏地冒出泡泡，泛着诱人的光。

"妈，你可真是我亲妈，知道我吃盒饭还故意馋我！"我大声抗议。

视频里还看到了姑奶奶朝我挥手："二毛来吃清蒸鱼啊，你第一口辅食就是我做的清蒸鱼的鱼糜。"

"姑奶奶，你感冒了吗？声音听起来有点哑啊。"

"是有点，估计受了点凉。我不打紧，倒是你一人在外注意身体，别着凉。"

医院里的日子每天都忙忙碌碌，元旦和平时都不例外。一周后，那个重病人终于要出院了，我修改好他的出院小结，刚舒了一口气，我妈的电话又打过来了："二毛，你姑奶奶元旦时候不是咳嗽嘛，现在还没好，嗓子彻底哑了。"

"有痰吗？发烧吗？当地医院看过吗？"

"好像是有黄痰，没发烧，社区医院看过说是肺炎，还说没准是肺结核，用了好几天药也不见好，最近给她打电话，话说到一半就得停下来喘。"

"让她把检查结果和用药发给我看看。"

翻阅姑奶奶十几张报告和就诊记录，我大致理清楚了事情的来龙去脉：2周前出现咽痛、咳嗽、咳黄痰，CT显示两肺炎症，口服头孢菌素＋左氧氟沙星1周没有明显好转，而且逐渐出现声音嘶哑的症状。喉镜检查发现两侧声带明显肿胀，表面满是结节样增厚、白膜和糜烂，深部气管黏膜充血，表面有脓性分泌物。当地医生怀疑是喉和肺的结核，但是查了血结核感染指标是阴性，痰里也没找到结核菌。

声带这么纤细的部位，又是肿胀又是结节又是糜烂，一定很难过，我鼻子一酸。

一条语音消息进来，是姑奶奶的，但是听半天都没声音，把音量开到最大才听到了气声，而且由于喘得厉害，气声也断断续续的："二毛，我这吃药，也没见效，越来越哑，咳咳，喉咙有痰，还咳不出，走走就闷啊、喘啊。我是不是，得啥绝症了？你们医院，名气大，你们科，又专看疑难杂症，你给看看。"

没想到她已经喘成这样了，这岂不是无时无刻有生命危险！要赶紧住院检查治疗："姑奶奶，我觉得你这个不像结核，需要做些检查来找原因。你的症状很重啊，赶紧来我们感染病科住院查查吧。"

姑奶奶住院后，依然不断咳嗽，尤其夜里更是频繁，咳出来一口口都是黄痰。感觉影响了同房间病友们的休息，姑奶奶非常不好意思，一个劲地用断断续续的气声表达歉意。

老年女性，急性起病，以咳嗽、咳痰、咽痛、声音嘶哑为主要表现，胸部 CT 见肺炎，喉镜见声带肿胀，常规抗感染效果不佳。是什么问题？感染，还是肿瘤？还是感染合并肿瘤？肺和喉咙的异常是同一个病引起的吗？如果是感染，是什么病原体的感染？细菌、真菌、结核、病毒……病原体浩如烟海，没有目的地撒网用药，无异于大海捞针，只有找出病因治疗才能有的放矢。但是要做到精准治疗，谈何容易。

患者的肺部表现首先考虑感染，但一般抗感染效果不佳，所以暂不考虑普通细菌感染，需要怀疑其他病原体，包括结核、真菌之类。双侧声带表面见增厚白膜伴糜烂，可以导致声嘶，也可以导致呼吸困难，需要怀疑喉部的感染。但是，经过多种抗菌药物治疗，声嘶症状反而加重，不像普通病原体引起的感染。

声带有多发结节样病灶，不能排除肿瘤，但声音嘶哑是这 10 天来新出现的症状，所以肿瘤的可能性比较小。结核指标阴性，痰找结核菌阴性，结核感染证据不足，需要继续在"海"里捞其他的"针"。想要确诊的话，最好能做气管镜或者喉镜，做个活检就再好不过，但是眼看着她气喘得厉害，病情非常危重，检查风险比较大。

会不会是真菌感染，比如曲霉菌感染呢？曲霉菌感染和她的症状、检查结果和治疗反应都能对得上。但是，曲霉菌感染一般出现在接触大量曲霉之后，尤其是有基础疾病的患者。我知道姑奶奶一向身体健康，她家住四楼，采光良好，南北通透，并不潮湿，最近也没有装修房子。家里只有老两口儿，吃得不多，食物从来都是现吃现买，应该也不会发霉。这些常见的可能引起环境曲霉菌增多进而导致感染的危险因素，在她身上统统没有。

安全起见，要不先做痰的检查吧，把最容易获取的标本，尽可能充分利用：涂片、培养、脱落细胞学检查、病原基因检测……能做的检查都先做上，同时血清的曲霉菌感染相关检查也都做全。另外，激素雾化治疗先用上，抑制局部炎症反应，免得发生急性喉头水肿，引起呼吸困难、窒息。

"先查血和痰吧，其他检查缓缓，再做点雾化。"查房时我对姑奶奶说。在病房里，身穿白大衣的我不好意思直接把"姑奶奶"三个字叫出口，叫"某床病人"又显得生分，索性干脆不叫。

"好的，二……二十天了，我这一直，有痰。"谢天谢地，姑奶奶没有当众叫我"二毛"，不然住院医生和实习生会把我这个小名迅速传遍整个内科。

姑奶奶的痰标本留好后，我打电话给微生物室的小伙伴，让他们务必关注这个全病房病情最重的病人的标本。

"叮叮叮！"

"黄医生，这边是微生物室，你昨天说的那个重病人痰里有带分隔的透明菌丝，直径窄，还有锐角二分叉，考虑曲霉菌！"

是曲霉菌感染累及喉和气管，抗真菌治疗得马上用，静脉用药和雾化吸入局部用药一起，要快！

第二天，姑奶奶的曲霉菌感染指标 GM（半乳甘露聚糖抗原）试验和烟曲霉特异性 IgM 抗体都报了阳性。

第三天，痰病原基因检测报告：烟曲霉阳性，未检出分枝杆菌和其他特殊病原体。

烟曲霉感染确诊！

看抗体报告，IgM 抗体阳性，IgG 抗体阴性，考虑是近期感染。姑奶奶近期究竟是怎么接触了曲霉，进而感染的呢？解铃还须系铃人，我得去问姑奶奶本人。

我到姑奶奶病床边上，她正在打电话给"留守"在家的姑爷爷遥控指挥部署任务了。

"老头子，这回你得自己去买菜了。你身体弱，我不在家你也得好好吃饭……对，穿过垃圾房到小区正后门，左手边那家，他家菜新鲜。"姑奶奶虽然声音还是嘶哑，但讲话已经连贯了许多。

"什么？垃圾房？姑奶奶你家附近新建垃圾房了？我不记得有啊！"

"哎呀因为附近修路，这一年多我们小区的小门经常封住，我出门买菜就得到正后门那边去买，就得经过垃圾房。你这么激动干嘛？"

"找到了！"我一拍大腿，把姑奶奶吓得一愣，"曲霉菌就是从这里来的呀！"

曲霉在阴暗、潮湿、发霉的环境中大量存在，垃圾房就是一处适宜曲霉生长的完美环境。姑爷爷身体不好，每天出门买菜的基本都是姑奶奶。"常在河边走，哪有不湿鞋"，姑奶奶虽然一直身体健康，但到底是八十岁的老年人，经常路过垃圾房，终于还是中了这"阴毒"。

经过一周的抗真菌治疗，姑奶奶咳嗽咳痰和声音嘶哑的症状明显好转。复查喉镜，声带的状况也明显好转。胸部 CT 上的病灶和之前相比也明显吸收了。因为放心不下姑爷爷，姑奶奶在痰里曲霉菌转阴之后出了院，带口服药和雾化吸入的药回家继续治疗。

3 个星期后，我妈发来一条视频，透过清蒸鱼袅袅的蒸汽，姑奶奶笑容灿烂，熟悉的爽朗的声音传来："二毛，清蒸鱼做好啦，发给你看看，你就着食堂的盒饭吃吧，哈哈哈。"

医生提示

☆　哪些人容易发生曲霉菌感染

免疫力差的人群，如年老体弱、中性粒细胞减少、肿瘤化疗、糖尿病、血液病、风湿病，或使用糖皮质激素或免疫抑制剂的患者，吸入少量曲霉孢子即可能引起肺曲霉病，甚至可通过鼻窦或其他途径引发脑曲霉病，严重者可以致命。免疫功能正常人群，如果一次性吸入大量曲霉，也可以致病。

☆　曲霉感染都可能引起哪些症状

曲霉菌感染最常累及肺部，除了一般的咳嗽、咳痰症状外，可以引起咯血等侵袭性症状，也可以引起哮喘发作等过敏性症状；呼吸道其他部位也可以感染曲霉，引起喉炎、气管支气管炎、鼻-鼻窦炎等；曲霉也可以扩散到呼吸道之外的其他器官，如心脏、脑、眼、皮肤、肝和肾，甚至可造成死亡。

☆　如何预防曲霉菌感染

高危人群应避免长时间处于潮湿环境、建筑工地，以及因园艺和挖掘而大量接触土壤的环境。如果需要在疑有曲霉污染的环境中工作，比如清扫粉尘多或发霉的地方或东西，要开窗通风，全程佩戴 N95 口罩，以免吸入大量真菌孢子。

Part 4

一个蹊跷的脓肿，

和一对父子在生死面前的默契

　　48 岁的思明的手抖个不停，重新握了很多次笔依然无法工整地签好自己的名字，他无奈地放下笔。桌子上，一张写着"手术知情同意书"字样的纸，泛着刺眼的白色。

　　"医生，我太紧张了，能不能让我出去平静一下再来签字？"

　　"可以，你自己也保重。"

　　思明逃也似地离开病房。寒风中，他大口地喘气，老婆抚着他的背，也不知道该说点什么。戒烟多年的他从没觉得像现在这样，需要吸一支烟平复一下心情。他父亲老张做重大决定的时候就会吸烟。想到父亲的病情，思明的心又一下子揪紧了。

　　老爷子的病，很重，需要手术。医生说，患者的胃已经穿孔，肝脏上还长了一个巨大的脓肿，而且这个脓肿里，还有一个……不知道是什么的东西。

　　父亲年轻时受过不少苦。母亲走得早，父亲又当爹又当妈。那会儿穷，家家户户吃不饱，每到吃饭的时候，父亲总会说在外面吃过了，夹几筷子就不再吃，把饭菜留给幼年的思明。思明竟然长成了同龄人中为数不多的大高个子，但父亲却面黄肌瘦，还经常感冒。后来生活好了，思明就在父亲的饮食上格外执着。鸡鸭鱼肉、虾蟹蛋奶，思明都卯足了劲儿给父亲买来做，要把他以前欠下的都补回来，父亲身体也逐渐好了起来。

父子二人都不善言辞，但思明能感觉到父亲对他的满足和爱抚——父亲还把他当小孩子，思明也乐得如此。男子汉之间的这点默契，让思明很是得意。

平静的生活在两个星期前戛然而止。那天，父亲说肚子胀痛，以为是吃东西不消化，也没在意。没想到，第二天父亲突然打摆子一样地打寒战，额头滚烫，肚子也痛得直不起腰。到楼下诊所一量体温，39.5℃。诊所医生给他输了液，发烧和腹痛略略缓解。思明说要带父亲去大医院治疗，父亲却说输液之后好多了，估计就是吃坏了，说什么也不肯去大医院。

连续输了 4 天液，父亲还是有发烧、肚子痛。思明着了急，不由分说把父亲带到大医院，抽血、拍片、等结果。终于，一沓报告拿到手，他一刻也不敢停，让老婆看护着父亲，带着满头大汗，一路小跑地把报告送到医生面前。

思明看不懂报告，只能看医生的表情判断。只见医生眉头越皱越紧，翻到最后一张的时候，思明的心已经揪成了一团，他声音颤抖地问："医生，我爸这病，严重吗？"

医生没有马上回答他，而是拿起了电话，听起来是打给上级。"脓肿""穿孔""异物"，思明不懂医学，但感觉这几个词听起来陌生而凶险，一想到这些词是描述父亲病情的，他的心里就一剜一剜地痛。医生挂下电话，安慰他让他坐下，他才发现不知从什么时候起他已经站了起来，耳朵都快要凑到医生电话背面了。

"你父亲的病，比较重。他有胃穿孔，胃里的气体、消化液和半消化的食物经过这个窟窿进入腹腔，引起了腹膜炎，所以他前几天的腹痛应该很严重。此外，他的肝脏里有一个巨大的脓肿，里面还有一个异物，但是暂时无法知道是什么东西。总体来说，他需要手术。你们家里人要准备一下，签个字。现在给你讲一下手术可能的风险……"

"你年假怎么安排的？""打算去广州玩，吃点好吃的"，旁边人的聊天声让思明从回忆中清醒过来。他突然想到之前也提出过要带父亲去广州玩，但是工作忙就一直没能成行，父亲也没有主动提起——父子二人是有点默契的。他想起去找医生之前，父亲已经虚弱得讲不出话，但眼神里有很多不舍。他决定这次仍然和父亲保持默契，听从医生的建议。他想拼一把，等病好了，带父亲去广州吃好吃的。

手术室外的时间仿佛凝固了。医生叫他的时候，他的腿已经麻木了，老婆扶着他站了好几次才站起来。

"患者的胃壁和肝脏粘连得很紧密，应该是炎症反应之下腹膜受刺激形成的包裹。我们分离开之后发现胃穿孔处有明显的充血水肿。他的肝脏里有一个很大的脓肿，吸除脓液后发现里面的异物是一个尖尖的、骨头质地的东西。我们讨论后认为，是患者吃进了这个骨头，骨头扎破了胃，进入腹腔，又扎进了肝脏，形成了肝脏的脓肿。病人现在情况还算稳定，待会就可以回病房了。"

思明看着医生弯盘里的骨头，觉得有点像甲鱼的"牙签骨"，就是吃完甲鱼之后经常用来剔牙的那块尖尖的骨头。他突然回想起父亲生病前在家里曾做过甲鱼汤……

来不及想父亲为什么会吞进这么尖的东西，思明觉得，无论如何东西已经取出来了，脓肿也解决了，悬着的心终于可以放下，这个坎算是过去了。但是他没想到，还有一个新的坎在等着父亲。

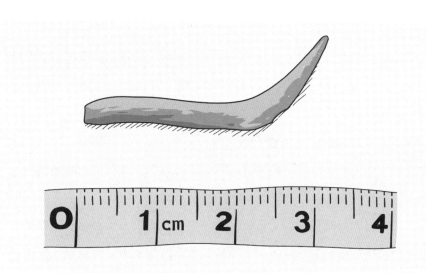

术中从肝脏脓肿当中取出的"牙签骨"。"牙签骨"是甲鱼后腿根部的骨头，由于一端较为尖锐，常被食客用来剔牙，因此得名。该患者误食后，骨头穿破胃壁，进入腹腔，再刺入肝脏。手术将其取出时，其尖端已不再锐利。进食甲鱼后务必要留意两根牙签骨是否齐全。

手术第二天，父亲肚子痛好多了，就是还有点发烧。医生说手术后的患者有点发烧是正常的，手术位置的引流管通畅，引流量也不多，所以问题不大，用些抗菌药物就会好的。

一天、两天，时间过得比手术之前快了些，可是又慢慢地越过越慢了——父亲发烧越来越厉害了。手术后一周，父亲高烧到了 39.3℃。

看着虚弱得说不出话的父亲，思明觉得他的生命在慢慢流逝。他觉得需要再做点什么，就像之前他拍板决定给父亲手术那样。手机里的联系人梳理了一遍，发了数不清多少条消息，又在搜索引擎和各大医院的网站上查找了一番，思明最终决定带父亲去上海一家医院的感染病科碰碰运气。

感染病科胡教授的诊室外面像春运时的火车站一样挤满了人，好不容易才排到他们。胡教授并没有高高在上的大专家架子，很是和蔼可亲。在听了思明讲述的情况和看了之前的检验报告之后，胡教授语气凝重不容置疑："马上入院，马上做 CT。"

办了手续之后，父亲住进了感染病科的病房，并火速做了 CT 检查。影像学资料化作无数个 0 和 1 传输到医院的病历系统，又在第一时间被胡教授调阅。

"由于患者是吃进去的骨头引起的感染，骨头带入了食物和口腔里的微生物，所以病原体可能非常复杂，原来的抗菌药物并不能将其完全覆盖，导致患者的感染没有完全控制住，脓液仍然在继续生成。患者肝脏上有一个巨大的肝脓肿，但是里面没有引流管——也就是引流管不在脓肿里，可能是手术之后引流管逐渐脱出了，增多的脓液不能通畅地引流出来。

所以，现在需要进行肝脓肿穿刺，把里面积聚的脓液引流出来，同时需要完善脓液的病原学检查，找出真凶是哪种病原体，并且需要明确病原体的药物敏感情况。在此之前，我们需要经验性加强抗感染治疗，覆盖所有可能的病原体；在此之后，我们会根据病原体及药敏情况调整更合适的抗感染方案。患者年纪不轻，刚刚做了大手术还没有完全恢复，现在又出现了这么大的肝脓肿，病原体也尚不明确，所以还远远没有到安全的程度。

但是请你放心，我们一定会尽全力救治患者。我们科室成立至今，接诊了很多病原体不明的复杂感染患者，其中很多人的病情都比较严重。我们有相关的诊治经验，有先进的技术，有能力出众且负责任的团队，更有我们医院这个强大的平台。我们会整合所有能整合的力量，尽快帮老先生渡过这个难关。"

思明眼圈有点红，张了张嘴，却不知该说点什么。

第二天，医生带老张做了肝脓肿穿刺，发现原来的引流管确实位置不佳，没有有效引流脓液，就给他放了一根新的引流管。紫黑色的脓液汩汩流出，思明都不太敢看。但是转念一想，这都是脓液，是脏东西，便又暗暗祈祷它多多流出来，快点流出来。

第三天，脓液涂片提示革兰氏阳性球菌。

第四天，血培养初步报告提示革兰氏阳性球菌。

第五天，脓液病原基因检测报告：大量星座链球菌，少量混合厌氧菌。

第六天，脓液微生物培养：星座链球菌，对三代头孢菌素等药物敏感。

忙碌的医生每天会带来新消息，治疗方案也会在第一时间相应地做精确调整。此外，医生还发现老张的血糖很高，诊断他有糖尿病，并解释说高血糖会让人更容易感染，这也是老张感染不易控制的原因。至于病原基因检测报告里说的混合厌氧菌，考虑到甲鱼骨头是吃进去的，而口腔里有各种各样的厌氧菌，其实，链球菌也是口腔正常菌群之一。传统的培养能检出链球菌，无法检出厌氧菌，但是它们在先进的基因检测技术面前都无所遁形。而老先生为何会把尖尖的骨头吞进去呢？可能是因为长期佩戴半口假牙，上颚被假牙的基板覆盖，便无法察觉哪怕是很尖的牙签骨。

经过医生精心的抗感染治疗和严密的血糖控制，老张的发烧一天天好转。每天都比前一天更活泛一点，食欲更好一点，炎症指标也都下降一些。

数天后，医生通知思明，老先生明天可以出院了。其实老张好几天之前就赌气说想出院了——他都有力气和思明赌气了。

经历过生死的考验，思明变成了一个碎嘴——他总是忍不住和父亲讲话，不管内容是天气还是赌气。他想要把这些天父亲没有说过的话，和险些没有机会再说的话都说出来。父亲也知道他的心思，反正现在，说话的力气还是有很多的。

思明觉得老天待他不薄。他真心感谢胡教授，感谢他和他优秀的团队，用精湛而精准的技术，全面而缜密的思维，负责任的工作态度和亲切火热的心，把他父亲正丝丝缕缕流逝的生命重新接续起来，把快要离他而去的父亲从悬崖边缘拉回到他身边，把他还没来得及尽的孝心、父亲还没完成的心愿，都重新写进来日，而不是成为心底不忍触碰的、永久的遗憾。

他打算和全家一起商量去广州玩的时间，去逛逛，吃好吃的。当然，除了甲鱼。

他相信父亲也是这么想的，他们一直都很有默契。

相关案例

白领小吴为赶时间，吃饭狼吞虎咽，误吞下鱼刺，鱼刺尖端戳破了食管和气管，导致气管食管瘘，食物、口水源源不断进入肺部，引起反复发作的肺炎，并且鱼刺随时可能把大血管戳破，那时候就任谁也回天乏力了。

李大叔喝酒喝得太嗨，误把鸡骨头呛进了气管。几个月之后，他差点被当做肺癌开刀。当医生通过气管镜从支气管深部把鸡骨头拖出来的时候，这个罪魁祸首已经烂成褐色的一团，引起了周围明显的肉芽肿性炎症。

医生提示

☆　哪些人群容易误吞异物，都有哪些特点

误吞异物多见于婴幼儿、儿童、高龄或心智受损的老人，没有牙齿或有义齿者、进食过快者、醉酒及精神异常者。儿童患者误吞的多为玩具上细小的零部件，纽扣电池等；成年人误吞的异物多为鱼骨、鸡骨、牙签、药物、义齿。有些老年人佩戴的假牙为半口假牙，上颚被假牙的基板覆盖，感觉不敏锐，即使是尖锐的异物也可能误吞。吞食异物者中仅有少数能感知或回忆起误吞过异物。

☆   **误吞异物会有哪些症状**

多数情况下，有80%左右的异物会在1周内通过消化道排出，损伤轻微。但在少数患者中，尖锐的异物如鱼刺，枣核，边缘锐利的骨头等可造成消化道穿孔、肠梗阻、食管支气管瘘形成；异物甚至可以通过破损的消化道壁移行入纵隔、腹腔等无菌部位，引起纵隔和腹腔脓肿等严重感染；甚至可进一步穿破大血管以及其他脏器，可能造成动脉破裂、肝脓肿、脾破裂等罕见但严重的并发症。很多患者临床表现不具备特异性或不能及时提供相关病史，容易造成误诊、漏诊。

☆   **不慎误吞异物应如何处理**

先仔细检查口腔，观察异物是否卡喉。若有，建议诱其吐出；无法自行取出异物或异物已误吞，要及时就医，借助内镜等寻找并取出异物。不宜采取民间传说的吞咽饭团或蔬菜的方法，这样做有导致刺破食管甚至血管的风险。

存在可疑异物误吞史，如鱼刺卡喉、进食时剧烈呛咳并持续较长时间等，之后出现不明原因发热、腹痛或感染反复发作、迁延不愈，要及时去医院做相关排查。

肠子里长"蘑菇"，肚子里长"珍珠"，
要个孩子怎么这么难

"哎呀宝宝好可爱，怪不得大家都说婴儿是小天使。"

"不要被他骗了！他每天只'天使'这么一会儿，大部分时间是'小恶魔'！"

"他该叫我姑姑还是阿姨？"

"叫小姐姐！"

"哈哈哈！哈哈！"

宝珠和老公小薛来到共同的老同学妙妙家参加小朋友的百日宴。以前只觉得小朋友爱哭又麻烦，两人早早就定下了丁克的共识，也费了一番功夫说服双方父母。没想到，宝珠竟然被小朋友肉嘟嘟的圆脸和天真的笑容触到了心中最柔软的一块地方。宝珠突然也想有个自己的孩子。虽说怀孕可能会影响她引以为傲的身材，不过大不了以后再通过节食和运动减回来，应该问题不大。

和老公小薛商量了好几天，宝珠终于说服了他。两人开始备孕，还商量好先不告诉双方父母，等怀上了再给他们一个惊喜。小薛戒了烟酒，宝珠吃起叶酸，一起期待有个自己的小天使。

不料，这个过程没有想象的那么顺利。从一开始的

佛系备孕，到后来的科学备孕，一年过去了，却一直没什么动静。

按理说两人身体一直都不错，宝珠除了生理期的时候有些痛经之外，也没什么大碍。两人决定去妇产科医院检查一下。一番检查下来，小薛的身体没有问题，但是宝珠的超声报告上却写着"子宫内膜增厚欠均"。医生说她的痛经和不孕都可能和这个有关，让宝珠定期复查。

3个月后，宝珠复查超声，子宫内膜厚度的数值还是没有下去。小薛因为外婆曾经查出来子宫内膜肿瘤，所以她对这个报告很是不安。怀不上孩子，最多就是回到原来共识的丁克状态，但要是生了病，情况可就不一样了。

医生建议宝珠做腹腔镜和宫腔镜探查，明确子宫内膜增厚和不孕的原因。听说要做手术，宝珠吓坏了，还是小薛坚持"至少得查查是不是生了什么病"，又哄又吓才终于说服宝珠接受了这个微创手术。

手术室里静悄悄的。腔镜连接的显示屏上，医生发现宝珠腹腔、盆腔里的粘连很严重，像是做过大手术或者严重感染之后的样子。右侧的卵巢和输卵管干脆黏成了一大坨，分也分不开；左侧的输卵管上有好多个结节，像一串珍珠项链。子宫腔里，子宫内膜像长了息肉一样又厚又韧。输卵管通液检查发现右侧输卵管不通。输卵管不能输送卵子，子宫内膜这块"土壤"的情况也不好，肯定是很难怀孕的。宝珠说她从没生过什么大病，但为什么肚子里会粘连得如此厉害，又怎么会长出这么多结节和息肉，医生一时也拿不太准。

医生在镜下做了多处活检，几天后病理单出来，说是"肉芽肿性病变"。面对如此广泛且严重的病变，妇科医生认为这肯定不是妇科局部的毛病。现在已经不止是不孕的问题，而是要明确有没有全身性疾病了。医生建议宝珠去综合医院好好查查，并且再三叮嘱"一定要去，而且要快"。

从诊室出来，宝珠感觉委屈又害怕——就为了要个孩子，这一年来错过了好几次晋升的机会，和朋友的聚会也少得可怜，但是一次次满怀希望又落空；自己本来不痛不痒的，这些天却三天两头往医院跑，一步步竟然查出个大病来，生活眼看着越来越糟。宝珠不顾周围站满了人，抽泣起来。

小薛赶忙安慰，幸好当初改主意备孕才发现生病，既然生病了，当鸵鸟假装没事是不行的，而且那么多大医院都还没去过就崩溃也太早了。无论结果如何，自己都会一直坚定地在她身边。话虽如此，小薛自己也对治病没底——自己对于医学的了解只限于咳嗽去看呼吸科、胃痛去看消化科，但是这"肉芽肿性病变"究竟该看什么科呢？

第一反应是网络搜索。这一搜不要紧，上面说的净是"肿瘤""不死的癌症"之类，吓得他直接卸载了搜索引擎的 App。网络不靠谱，还是得直接向人求助。小薛发动了自己所有的社会关系，寻找能治这个病的医院。终于有位不知在哪认识的，连人家朋友圈都没点过赞的学医的朋友给他推荐了一家三甲医院感染病科胡教授团队，说这个科室"专治各种原因不明的病"。小薛一听说有得治，激动得血往头上涌。一顿操作后终于预约到了胡教授的专家门诊。

看门诊当天，小薛和宝珠怀着朝圣的心情来到这个听也没听说过的"感染病科"诊室，看着门口乌泱乌泱的候诊人群，两人感觉又是震惊，又略略放心。

胡教授接诊后，仔细翻阅了宝珠这几个月来的就诊资料，问她有没有发烧、盗汗、咳嗽、便秘或是拉肚子的情况。

宝珠想了好一会，还是小薛先想起来。两人之前出去旅游，回来宝珠就开始拉肚子，但并不严重，只是大便不太成形，没到拉水的程度，后来吃了药也没有好转，小薛就拉她去做了肠镜，当时医生做完特意出来跟他交代，说宝珠的肠子里长出很多蘑菇一样的小突起，让他们关注病理报告。但后来病理报告只说有炎症，医生说问题不大，而且宝珠症状也没再加重，这甚至让以前有点便秘的宝珠觉得大便通畅舒爽了许多，就没放在心上。几年过去，俩人都快忘了这事了。

胡教授说，宝珠可能是结核病，要住院检查，还让小薛把以前的肠镜报告翻出来，再去当年的医院借肠镜病理切片，去妇科医院借腹腔镜和宫腔镜的病理切片，说是"可能对这次的诊断有很大帮助"。

两人都满腹狐疑，"结核病"听起来是个旧社会的病，怎么会和自己扯上关系？不过现在至少有了方向，他们忙不迭地感谢胡教授，抓紧办了住院。

入院第二天下午，胡教授查房的时候告诉小两口儿，宝珠的结核感染指标 T-SPOT.TB 结果远高于正常值，而且右肺胸膜有增厚，还有钙化病灶，右肺下叶也有钙化灶，就问宝珠以前有没有得过肺结核。宝珠连声说肯定没有，架不住医生反复追问，便打电话给妈妈。

宝珠妈妈想了很久，终于想起宝珠小时候在外婆家住过一些日子，有段时间一直咳嗽，咳了一个月还不好，后来外婆给她配了些中药吃就好了。宝珠妈妈知道后带她去拍了 X 线片——那会儿还 CT 还没普及，医生说片子上没什么异常，就也没再管过它了。

胡教授眼睛一亮："这就符合我们的猜想了。你那次咳嗽很可能就是原发性的肺结核，没有抗结核治疗，病灶自愈了。但是机体抵抗力差的时候，结核会再次活动。便秘、腹泻、不孕和腹腔粘连，很可能是同一个原因——结核感染到了生殖系统、肠道和腹膜。但为何会抵抗力差，可能得从自己的生活方式上找原因。"

听到这里，宝珠心里一下子明白起来，为了保持身材，自己常年吃轻食——几片花花绿绿的蔬菜和柴了吧唧的鸡胸肉，在站上了身材鄙视链顶端的同时，却在不知不觉中让免疫力走到了低谷，才有了陈年的结核兴风作浪。

整件事的来龙去脉印证了医生的猜想，于是医生给宝珠安排了进一步的检查：腹盆腔 CT 发现双侧附件（卵巢）区囊性灶，腹膜增厚渗出明显，盆腔积液；复查肠镜发现末端回肠颗粒样增生显著，病理符合结核感染；肠黏膜和盆腔组织病理切片的会诊再次坐实了结核的诊断。

医生说结核菌毒力不高，所以即使感染范围很广，宝珠也没有什么强烈的不适，但长期慢性的结核性炎症足以毁坏健康的器官，也足以麻痹甚至毁灭整个人。医生给宝珠开了抗结核药物，开启了以年计时的抗结核治疗，同时要求宝珠务必保证营养摄入。用药期间，宝珠惊奇地发现，自己的便秘和偶尔的腹泻都好了，大便正常的感觉真是久违了，而且连"姨妈痛"都好了。到医院复查，子宫内膜厚度和肠镜下的增生都明显减轻了。

眼下，宝珠还在抗结核治疗中。经过这漫长的两年，两人对生育这件事都已经释然。如果有幸有了孩子，肯定会像天使一样给他们带来很多幸福；如果没有孩子，那也是天使给宝珠拉响的预警：发现疾病，保住生命。无论如何，他们一家都是被天使祝福的家庭。

医生提示

☆　什么是肺外结核

结核是由结核分枝杆菌感染引起的疾病，以肺部感染最常见，而且多具有传染性。肺外结核，顾名思义，是结核分枝杆菌感染到肺以外其他脏器的一类疾病，常见的包括淋巴结结核、泌尿生殖系统结核、肠结核等。

结核分枝杆菌可通过 4 种途径感染生殖道：血行播散（肺部为最常见的原发灶）、周围器官直接播撒、淋巴播散和极少数情况下通过性传播引起原发感染，女性生殖器结核通常由肺部感染经血行播散所致。

☆ 肺外结核症状表现有哪些

女性生殖系统结核最常见部位为输卵管，其余依次为子宫内膜、卵巢、子宫肌层。泌尿生殖系统结核通常起病隐匿，大多数病例无明显临床症状或仅有轻微的症状，最常见为不孕症，其他为盆腔或腹部疼痛，或包块、月经失调、子宫出血等。

☆ 哪些检查可以帮助发现生殖系统结核

子宫输卵管造影可证实输卵管阻塞或挛缩和／或宫腔粘连或畸形；通过活检对子宫内膜或输卵管进行组织学检查和培养；分子检测技术等可做出诊断。此外，T-SPOT.TB 在结核病的诊断中具有重要的意义，其诊断结核感染的特异性可达 85% ～ 100%，明显优于皮肤结核菌素试验，是临床医生筛查结核感染的重要指标。

不是肿瘤，胜似肿瘤，
三月命悬一线，十天生死时速

半夜，老田辗转反侧，呼吸粗重。

"大半夜不睡烦死了。"田阿姨迷迷糊糊嘟哝了一声，突然清醒了："老田，你又肚子疼了？发烧了没有？"

"嗯，疼，发烧。"

"等我去拿体温计。"田阿姨立马切换到战斗状态。

"又 38.2℃了，怎么回事，你这个月发烧有……25 天了吧，今天才 28 号。走，去看急诊！"

"不去不去，上次医生都说了没什么事。我记得上次发烧开的退烧药和'头孢'好像还剩几粒，先吃点吧。"

第二天，老田自己熬不住了。肚子痛、发烧一个月，就算是钢筋铁骨也撑不住。一大早，老两口儿就来到胡主任的诊室。

"有什么不舒服？"胡主任问道。

"别提了！他从去年就开始发烧，今年这都快 4 月份了，发烧还没好。"田阿姨快人快语。

"发烧了这么久啊！"

"最开始说可能是'尿路感染'，但是又说不太像，做过 CT 也说没啥。用了几天消炎药就好了。这段时间经常肚子痛，前前后后跑了不下十趟医院，这几天又发烧了，吃了上次剩下的消炎药也不见好。我们就想找教授给好好看看。"

胡教授翻阅了厚厚一沓报告，主要是炎症指标确实有升高，其他化验基本都正常，肺部 CT 也没有炎症。哎，怎么翻到一个 CT 报告说"腹主动脉血肿"？

"你这个'腹主动脉血肿'后来有没有进一步检查？"

"有，有，2 周前那次发烧，他肚子痛，医生让复查个血管 CT，说是有一点血肿，但是没到必须手术的程度。我们也担心年纪大了做手术风险太大，后来用了降压药肚子痛好了，我们就跟医生说先不做手术了。这两次的胶片我们也都带来了。"

胡教授又问了老田几个问题，又给他摸了摸肚子，说："老田，你这个得好好查查，不过别太担心。我看你有点哆嗦，可能这屋里空调不太暖和，诊室外面候诊的人多，暖一点，你先到外面等等。"

"你有高血压或者心脏病吗？"支开了老田，胡教授正色地问田阿姨。

"我？我没有，都好的，为啥问我？"

"没有就好。病人发热、腰痛、肚子痛，可能是感染性的腹主动脉瘤……"

"瘤？我家老田长肿瘤了？"

"不不，不是肿瘤，是动脉瘤，是血管上有一处薄弱部位局部膨隆，看似肿瘤，其实不是肿瘤。"

"哦！不是肿瘤就好。"

"动脉瘤一旦破裂就会大出血，类似高压水管爆裂，瞬间就会要命，比肿瘤要危急得多。病人两次 CT 显示腹主动脉瘤有进展，做完 CT 之后最近

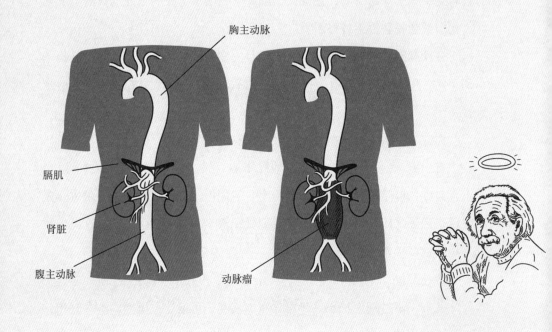

胸主动脉

膈肌

肾脏

腹主动脉

动脉瘤

主动脉壁的结构完整性和强度丧失时，动脉壁局部可在主动脉内血压的作用下膨出，形成主动脉瘤。主动脉瘤可以发生在主动脉各个节段，可以由粥样硬化、感染、风湿性疾病、创伤、先天性疾病等原因引起，发展速度因病因不同而有快有慢。主动脉瘤并发主动脉夹层或主动脉瘤破裂可引起致死性的出血。科学家阿尔伯特·爱因斯坦即因腹主动脉瘤破裂于 1955 年逝世。

一个月又有持续发热，很可能现在腹主动脉瘤明显进展了……"

"啊？那可怎么办啊！早知道前天看电视我不跟他抢遥控器了！老田啊……"

"现在人还能走能动，没有严重的腹痛，应该还不到那个程度，但是不排除随时破裂的可能，建议住院进一步检查明确，而且需要尽早针对性治疗，不然很危险。"

"好好！住院！"

"新来的 32 床，发热病人，你们有什么想法吗？"下午三点多，胡主任结束了上午的专家门诊来到病房——你没看错，胡主任上午的门诊经常看到下午两点多。刚一坐定，就先讨论起这个新病人。

"患者是老年男性，间断发热 3 个月，第一次当地医生考虑急性肾盂肾炎，不过患者尿常规是正常的，这个诊断存疑。后续的发热与第一次发热可能有关系，也可能没有关系。近期患者新增了腰痛、腹痛症状，还需要进一步检查明确。已经发现的最明显的异常是腹部 CT 和腹主动脉 CT 提示腹主动脉壁内血肿或壁间血肿，当地血管外科也曾经就诊过，建议他随访。"

"血肿导致的无菌性炎症可能引起发热，但这个血肿会有感染因素吗？会跟他的发热有关系吗？"

"对！我怀疑主要问题就是出在这个动脉瘤上！动脉瘤大多是由于高血压、吸烟等因素，导致血管壁强度减弱，在血压的作用下局部膨出，这些和感染没有关系。但是，有些病原体对动脉壁有亲和力，感染动脉壁也可能导致局部强度减弱。这种'感染性动脉瘤'比普通动脉瘤进展更为迅速，破裂风险更高。如果真的是这个原因引起的，患者反复发热、腰痛、腹痛这些症状就都可以解释了。"

"病原学方面，具有动脉壁亲和力的非伤寒沙门菌，也就是导致伤寒的伤寒沙门菌的兄弟，最为常见。之前这个患者曾使用第三代头孢菌素、左氧氟沙星治疗有效，也符合这种菌的特征。"

"如果是感染性动脉瘤的话，病原体会不断繁殖并释放入血，可以通过血培养找到，所以我在住院单上标记了'务必抽血培养'。这个病人已经反复多次用药，大部分病原体可能已经被杀死了，血培养不一定肯定能找到，但是他最近有反复发热，推测感染比较严重，还是有找到病原体的可能的。"

"沙门菌……伤寒沙门菌感染现在已经很少见了，这个非伤寒沙门菌感染应该更加少见吧？教科书里好像都没说过，我们真的会遇到吗？"住院医生问，语气中有一点犹豫，但更多的是遇到罕见病的激动。

"是的，非常少见，但是遇到可疑的病人，一定要大胆猜测，小心求证。我们先马上按照沙门菌感染用药，同时等待血培养结果，看能不能找到病原体。同时须密切关注患者症状体征，谨防动脉瘤破裂，随时有需要急诊手术的可能。"

用药的第二天，老田虽然还在发烧，但体温峰值已经有所下降。到了第三天，病房办公室接到了微生物室打来的电话："血培养阳性，是革兰氏阴性杆菌，初步药敏检测已完善，目前给病人用的第三代头孢菌素和左氧氟沙星都敏感，会进一步做菌种鉴定。"

疾病的元凶终于有了苗头，病房办公室充满着激动的气氛，大家都在盼望菌种鉴定的结果，想看看是不是那个闻所未闻的神奇的"非伤寒沙门菌"，隐约感觉即将见证一个伟大的历史时刻。

谁知道一波刚平，一波又起。2天后的凌晨4点钟，呼叫铃声打破了病房的宁静。已经不再发烧的32床老田，突发腹痛！而且是普通止痛药根本压不下去的那种！想起胡主任之前的提醒"谨防动脉瘤破裂"，深知利害的值班医生一刻也不敢耽搁，当即联系了急诊主动脉CT检查，并且请血管外科紧急会诊，马上阅片。

"不好！腹主动脉瘤瘤体较之前明显增大，需要紧急手术，不然一旦破裂大出血，可能导致死亡！但手术风险也比较大……"医生和田阿姨谈话之后，田阿姨害怕得全身抖个不停，但是医生的一句话戳中了她的心："这要是在家里发病，可能都来不及赶到医院，更不要说及时手术了！"她一咬牙一跺脚："同意手术！"

外科医生为老田紧急安排了介入手术，植入人工血管内支架。手术室外面，田阿姨如泥塑木雕般一动不动，紧紧捏着座位的扶手，心中百转千回。3个月的发烧在一点一点地消耗着老田的精气神，其中任何一个这样的夜晚，那个沙什么菌都可能会带走老田这条命。在医院里发病，已经是所有结局中最幸运的一种了，至于其他结局，她想都不敢想……感觉经历了一个世纪那么长的时间，老田出了手术室，得知手术顺利的那一刻，田阿姨感觉全身的力气都用光了。

手术当天，老田的血培养最终结果也出来了，名字叫都柏林沙门菌，就是胡教授最开始推测的非伤寒沙门菌的一种。

由于一入院就开始接受强有力而有效的抗感染治疗，幸运的老田手术后也没有再出现发热、腹痛的情况，很快就康复出院了。胡教授嘱咐说，因为这个细菌可以长在血管上，抗感染疗程需要比较长，让老田千万要珍惜这来之不易的治疗效果，不能自行停药。

此时距离入院仅仅过了10天，老田再一次站在医院门口。身体里，两枚人工血管撑起重获完好的大动脉，一腔热血也已经祛除了污秽；身体外，太阳照常升起，微风吹过带来鸟语花香。这再平常不过的景致，差一点与他再也不相关，一切都恍如隔世。

生死之外，都是擦伤。

☆　什么是感染性动脉瘤

　　动脉瘤是由于动脉壁的病变或损伤，形成动脉壁局限性或弥漫性扩张或膨出。动脉粥样硬化、损伤、感染、风湿、免疫性疾病等都可引起动脉瘤，其中感染引起的动脉瘤被称为感染性动脉瘤。

☆　感染性动脉瘤有哪些特点

　　感染性动脉瘤典型的表现为高热、腹痛或者腰背痛，以及腹部搏动性肿块。与其他原因引起的动脉瘤相比，感染性动脉瘤进展更为迅速、破裂风险更高，后果更严重。

☆　感染性动脉瘤的危险因素有哪些

　　感染性动脉瘤的危险因素包括：动脉粥样硬化、既往存在动脉瘤、动脉损伤（如静脉药瘾及医源性操作）和既往感染（如心内膜炎）等。

☆　哪些病原体会引起感染性动脉瘤

　　非伤寒沙门菌、葡萄球菌、布鲁氏菌、链球菌、大肠埃希菌、流感嗜血杆菌等都可以引起感染性动脉瘤，其中非伤寒沙门菌最为常见，少见的病原体还包括梅毒螺旋体、分枝杆菌及真菌。

☆ 沙门菌是如何引起感染性动脉瘤的

沙门菌感染常为食源性，多分离自禽肉及蛋奶类，可导致短暂的菌血症。若动脉内膜条件合适，如存在粥样硬化斑块、附壁血栓或合并免疫抑制等情况，细菌可定植于动脉管壁，进而感染形成动脉瘤，同时可伴轻微、自限性的肠道症状，如腹泻等，或不伴任何肠道症状。

☆ 感染性动脉瘤能治好吗

感染性动脉瘤的治疗包括药物抗感染联合外科清创术。对于血流动力学不稳定的腹主动脉瘤破裂患者或手术风险较高的患者，血管内动脉瘤修复已成为首选的手术方法。然而，术后的主要问题是持续性感染，因此术后继续使用有效的抗菌药物治疗尤为重要。对于治疗的疗程目前尚无统一意见，大部分研究建议6周静脉抗感染后续以6周口服抗感染治疗，另有些研究支持更长时间，甚至终身的抗感染治疗。对于局部感染严重、耐药菌或真菌感染者，抗感染疗程需适当延长，停药需谨慎。

"催生"儿女无果，
他脖子上鼓起了个包

周二上午，我在"淋巴结肿大"专病门诊看诊，照例要接待各路患者，倾听他们五花八门的病史经历。

可能是这样的：

"你这个淋巴结很小，而且这一年多都没什么变化，血指标也正常，不用担心。"

"可是我真的很难受！就是从这个淋巴结肿大开始才有的！没力气没精神，吃不下睡不好。"

"这些不舒服跟这个小淋巴关系不大，不用太担心。"

"可是我消化也不好……"

或者是这样的：

"根据你这个初步检查结果，需要做个穿刺。"

"您就给我开盒药吧。我就请了半天假，下午公司还要开会。"

"你这个淋巴结看上去有问题的，穿刺是必须的，之后可能还要……"

"我没啥不舒服，就体检发现的，本来都不想专门看。要不我自己吃点'头孢'吧。"

还可能是这样的：

"医生我这里淋巴结肿大，我是不是得癌症了，我还年轻啊！"

"哪里？"

"这里，就这个硬的！对！"

"你摸到的是甲状软骨，是正常结构，不要乱想。"

……

其实也怪不得患者，淋巴结肿大可轻可重，轻的可以自行消退，重的可以是肿瘤转移，病人难免会有各种猜测。

"医生你好！"这时诊室进来一个约摸 60 岁的男性，一只手摸着脖颈侧面，另一只手拿着一个拉链袋，里面估计是外院的就诊资料。直觉告诉我，这个病人应该是真的需要我的帮助。

病人老赵，六十多岁，是个退休工人。"医生，我 3 个星期前摸到这边有东西。在外面医院看过几次，穿刺也做过了，那边医生说不要紧的。但是后来发烧了，就来医院再看看。"

我翻开他的外院资料：做过穿刺，但是是细针穿刺，也就是只能取到些细胞；做了涂片，但只看到是一些炎症细胞；两周前开始发烧，最高 38.7℃，用过抗细菌药头孢菌素和抗病毒药更昔洛韦，但是都没什么效果；患者的淋巴结比较大，直接看他的脖子就能看到有包块突出来。这个人不像普通炎症那么简单，是个"准"疑难杂症。同我们的大多数患者一样，在外面医院就诊多次而没有明确病因，希望我们这里能成为终结他们悬而未决的疾病的最后一站。

"你这情况要住院重新检查的。"

"好的。"他很快地回答，看来是有备而来。

入院之后，我们安排了头颈部 MRI 检查。片子显示，患者脖子和

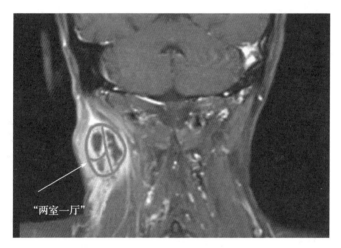

患者的头颈部软组织 MRI 显示，右侧颈部淋巴
结明显肿大，内有分隔和脓肿形成。

后脑勺下方有好几个肿大的淋巴结，最大的一个在脖子上，里面大有文章——实质性炎症中分隔出了"两室一厅"，每个"房间"都是一包脓肿。

　　淋巴结是引流所在区域淋巴液的结构，当这个区域发生病变，比如最常见的感染或者肿瘤时，病原体或肿瘤细胞可以经过淋巴管道进入淋巴结，由淋巴结阻截和清除这些来犯之敌，从而防止病变的扩散。除此之外，风湿性疾病如系统性红斑狼疮、类风湿关节炎，血液系统疾病如淋巴瘤、白血病，还有一些不明原因的疾病，都可以引起淋巴结肿大。

　　这个病人的淋巴结肿大是什么原因呢？结合这个患者的年龄和自身抗体的结果，不考虑风湿性疾病；外院穿刺没见到恶性的细胞，肿瘤可能性不大，但是也要考虑到穿刺针没进入到核心病灶的可能性；淋巴结里面化脓，主要原因还是要考虑感染。

外院用头孢菌素抗细菌治疗无效，那么普通细菌感染可能性大大减小；用过抗病毒药物更昔洛韦也没效果，病毒感染的可能性也打了折扣，但是不排除更昔洛韦不能覆盖的病毒感染；结核感染指标阴性，所以结核分枝杆菌感染可能性不大，但是它的兄弟——非结核分枝杆菌的感染也不是没可能。此外，还有真菌、寄生虫，还有各种少见的不典型病原体，真是浩如烟海！

而大海捞针，正是我们的日常工作。晚一天明确原因，病人就要多发烧一天。最好能尽快拿到淋巴结标本做检查，尤其是病原学检查。但是前一次穿刺的标本已经做成了涂片，基本检不出什么病原体了，想要明确，只有再穿刺一次。他会同意吗？

"老赵，你这个淋巴结还是需要再穿刺一次，穿出来的东西要多送些检查才好给你搞清楚。我们知道你已经穿过一次了，但实在是病情需要，得再来一次。"

话音未落，老赵的眉头就皱了起来："你们这里的穿刺和我们那里的一样吗？我上次穿刺的那个针哦，有那么长。"老赵说完，夸张地比了一下穿刺针的长度。

病人说出这种话的时候，往往已经在心里接受了即将到来的事情，但是还有一点担心，需要一点助力。这个时候就需要医生把握住时机，趁热打铁，让病人在"病情需要→操作并不可怕→希望很大→医生与你同在→你一定行"的"套路"上顺利地走下去。

"没你比划的那么夸张，我们操作都有准头的，而且咱们会有医生全程陪你。现在你的病没确诊，盲目用药也没效果还会有副作用；确诊了才好开始有针对性地治疗，才能治好病。"

老赵听了，沉默了一会，猛地点了个头说："做！"

当天下午，我们就给老赵安排了穿刺。从颈部"两室一厅"共穿刺抽出了大半个针筒的液体，大约有 15 毫升，是深红色、脓兮兮的浑浊液体。穿刺全程，老赵都皱着眉头闭着眼，抽出的液体也不敢看，直叫我们赶紧拿开。我们将这一针筒脓液像宝贝一样捧回病房，分装、送检。我们期待检查结果的心情，从来都是和病人一样急切的。

第二天早晨，我在食堂遇到了病房的值班医生："你知道吗，那个 5 床老赵，六十多岁的人了，昨天晚上在病房一直学猫叫，哈哈哈！"

"哈哈哈！还有这种事？"

"昨天晚上我去测血糖，老赵盯着手机，摆着姿势。我一猜就是在聊视频，但是仔细听，两边说的都是各种'喵'语，原来视频上是只猫。他们一人一猫聊得还有来有往的。我快出门的时候终于听他说了一句地球人的话，是'元宝哎，爷爷很快就回去啦，回去给你钓鱼吃！'"

"等等，他有养猫？"

"那还有假，我偷偷看到的。视频上是一只小白猫，也就比奶猫大一点。我发现他们那个年纪的人养猫叫元宝的还蛮多的，我大伯家……"

"我知道了！"我抓起还没吃的一个鸡蛋跑向病房，直奔老赵病床。

家中养猫，而且互动亲密，很有可能曾经被猫抓过。猫身上经常会携带一种特殊的病原体——巴尔通体，这病原体听起来陌生，但是猫身上携带比例很高，大约有 75%，如果是不到一岁的幼猫，这个比例可以达到 90%。感染的猫大多不会有什么症状，但是人被猫抓伤或舔舐，或是被猫蚤叮咬之后，可能会表现出感染的症状，主要就是局部淋巴结肿大，除此之外还可能有发热、皮疹等。老赵符合！

"老赵，你家养猫吗？"

"养啊，我孙子元宝。"

"那你有没有被它抓过？"

"哪有，我家元宝很乖的！"

"你再好好想想！"

"没有啊真没有……哎，一个月前好像还真有一次，那时候逗猫棒断了……"

"老赵，你的病有可能就从这次抓伤来的，我怀疑你得的是猫抓病，是猫身上携带的巴尔通体感染引起的。不过你放心，有药，能治！"我看到老赵眼睛里，出现了心虚、害怕、焦急到释然的神情变化。

有了线索，我们马上给老赵用上了针对性的药物：复方磺胺甲噁唑，又担心会有其他病原体合并感染，所以联合了多西环素，然后就不慌不忙却又万分期待地等待老赵的病原学检测结果。

第三天上午，老赵的病原基因检测报告应该要出来了。我不停刷着手机，终于在出报告后的第一时间就刷到了：巴尔通体，种严格序列数 305！

确诊之后，我们给老赵的用药做了"减法"：停掉多西环素，单用针对巴尔通体的复方磺胺甲噁唑。很快，老赵的体温和炎症指标都降了下去。出院之后，他带了药继续治疗，两周后门诊复查的时候，老赵的淋巴结也小了很多。

"老赵，你家猫还养吗？"

"别提了，我一儿一女听说是这个病，都劝我不要养了。我说你们两个但凡有一个听话的，给我生个孙子孙女，我也不至于每天守着一只猫自称爷爷！我那是说给猫听的吗？我是说给你们听的！你们倒好，一个两个都在那假装听不懂。现在国家都提倡三孩了，你们能不能先把一孩生出来！哎医生，你家有几个孩子？"

"好了，老赵你这个药差不多可以停了，以后逗猫当心点啊！哎，下一位患者过来……"

☆　颈部淋巴结肿大有哪些原因

引起颈部淋巴结肿大的病因，仅有10%为肿瘤引起，其余均为非肿瘤性疾病，主要是感染性疾病，包括病毒感染、结核分枝杆菌、非结核分枝杆菌、巴尔通体、寄生虫以及其他感染引起的淋巴结反应性肿大。对于发病4周后仍未消退的原因不明的肿大淋巴结，应积极进行组织病理学和病原学检查。

☆　什么是猫抓病

猫抓病是一种以局部淋巴结肿大为特征性症状的感染性疾病，由感染了巴尔通体的猫抓咬伤或猫蚤叮咬引起，破损皮肤或黏膜表面接触到猫唾液也可传播该疾病。病原体侵入皮肤后约2周发病，主要表现为侵染部位附近的局部皮肤和淋巴结病变。

☆　猫抓病如何治疗

所有猫抓病患者均需进行抗感染治疗。尽管一些患者不经治疗也可以自行恢复，但治疗可以缩短病程，降低发生全身性疾病或远期后遗症的风险。推荐对淋巴结肿大的患者进行单药治疗，可以使用的抗菌药物包括阿奇霉素、利福平、环丙沙星、复方磺胺甲噁唑、多西环素等。若较长时间治疗后受累淋巴结仍无好转，可实施淋巴结脓肿引流或切除。

☆　猫抓病如何预防

○ 被猫咬伤或抓伤后，立即用肥皂和自来水清洗。

○ 和猫玩耍后，用肥皂和流动的水洗手。由于一岁以下的猫更容易感染病原体并传染给人类，免疫系统较弱的人士应养一岁以上的猫。

○ 不要粗暴对待宠物，因为它们可能会抓伤和咬伤你。

○ 不要让猫舔到伤口。

○ 不要接触流浪猫或野猫。

○ 把猫的指甲修剪整齐。

○ 每月使用一次正规的除蚤产品（外用或口服）。

○ 使用跳蚤梳子检查猫身上的跳蚤。

○ 控制家里的跳蚤数量。

○ 经常吸尘。

○ 安排例行的兽医健康检查。

○ 防止宠物与流浪动物或可能受感染的动物打斗。

"铁扇公主"肚子里的"孙悟空"，
竟然是从脚底板进去的

"锄禾日当午，汗滴禾下土。谁知盘中餐，粒粒皆辛苦。"

正值农忙"双抢"时节，村里家家户户都要争分夺秒地抢收抢种。每天天刚蒙蒙亮就要出门，割了早稻种晚稻，晚上又要给晒好的稻穗脱粒。一天下来，人人都是一身汗、两脚泥，还要挨蚊子和蚂蟥叮咬，就算是老何这种老把式也苦不堪言。

下午插秧回来，老何累得全身像是散了架。进了院子，3岁的小孙子正在视频聊天的另一端，给奶奶背刚跟妈妈学的古诗。听说爷爷回来了，小孙子奶声奶气喊着"爷爷！爷爷！"老何累到没表情的脸上瞬间浮现了笑容。在视频里哄了一会孙子，再冲一冲脚，老何感觉一天的疲惫消散了大半。

"最后一点秧终于都插完了。"他一边用毛巾擦了把脸，一边跟老伴商量着："明天把晒场上最后半亩稻子收回来脱粒吧，今天晚上歇歇。"

没想到，这最后半亩稻子可没那么容易收回来。

这事是邻居来福最先发现的。晒场上，其他家的稻子陆陆续续都收起来了，倒是本来进展最快的老何家，剩下半亩稻子还留在那里。后来已经有人家开始给田里锄草施肥了，那半亩稻子还迟迟没有动静。来福心里一直嘀咕着不对劲。双抢时节大家都太忙顾不上别人，农活稍微闲下来一点，来福就来到隔壁，看看究竟发生了什么。

"老伴，给我拿点水。"来福一进屋，就听到老何轻飘飘的声音从堂屋传来。

来福赶紧倒了碗水拿给老何："何叔，你咋啦？听着有气无力的。我何婶呢？"

"哦，来福啊，我这两天肚子有点疼，你婶出去给我买点止痛片去。我当是她回来了呢。"

原来老何这些天一直肚子痛，也不拉，也不烧，就是痛得下不了地。老伴看在眼里，急在心上，能想到的土办法都用了一遍，但是没一个有效的。前几天，村里卫生室的医生也来看过老何，但是没看出什么毛病来，只好用止痛片维持着。

"何叔，你这痛得时间可有点长了，总吃止痛片也不行。"来福一边扶起老何，一边给他喂水，扶着老何背的那只手摸到老何衣服像水里捞出来的一样，把他吓了一跳："何叔，你这疼得还挺严重的啊。这不行，我得告诉你家我哥。"

住在省城的儿子小何听来福说了父亲的病情，也吓了一跳。老爸一直身体很好，大捆的稻子扛起就走，头疼脑热都很少，怎么一下子就这么严重了？让他们老两口儿赶紧来省城医院看看。

省城医院比村里卫生室先进多了，医生给老何验血、做超声，还给拍了CT。小何跑前跑后，像收集龙珠一样集齐了各项检查结果交给医生，但是几位医生各执一词，一直没有统一的结论。不过好在用了几天消炎药之后，老何感觉肚子似乎没那么疼，也能走走路了。老何还惦记着晒场上的稻子和田里的秧，坚持着出了院，跟小孙子亲昵了半天，就回了村里。

老何本打算到家后歇两天，第三天开始干活，结果就在这第二天的晚上，熟悉的感觉又回来了——老何捂着肚子痛得直叫"哎呦，哎呦"。

晒场上的半亩稻子，看来还得继续晒太阳。

老何再一次踏进了省城医院的门槛，又是熟悉的医生，又是熟悉的抽血、拍片，他不禁懊恼：早知道还不如不回去，搭了路费，儿子还又得请假。

这回，老何被查出来有房颤。医生说有些老年人症状不典型，也有可能是房颤引起的腹部不适，给用上了房颤的药。用药之后，老何还是觉得肚子疼。不过，当他听说自己心脏有问题，开始有点慌了。在老何朴素的观念里，肚子疼不太打紧，但是心脏有毛病可是大事。儿子小何像是看穿了他的心思，况且老爸的肚子疼也没好转，就决定带他去上海看看。

小何在网上做了下功课，最终带父母来到了一家三甲医院的心内科，而且幸运的是很快就住进了院。老何暗暗下了决心：这里就是最后一站了，查不出也不再看了。

住院检查之后，医生说，老何的房颤问题不大，但是发现了另一个问题：老何的大便隐血阳性，而且做了两次都是这样。考虑到老何的年纪和腹痛的情况，建议他做个胃镜。

"做吧做吧，反正也是最后一站了。"老何心想。

内镜室里，老何躺在床上，眼看着一根又粗又黑的管子伸进了嘴里，有一瞬间差点想逃跑。在医生的"吞咽，吞咽，哎很好"的声音里，老何闭紧了眼睛，使劲做吞咽动作，除此之外一动也不敢动。床头的显示屏上，内镜探头在缓缓深入，经过咽喉、食管、贲门、幽门，进入十二指肠。

"这是什么东西？早晨吃了葱丝吗？而且有好几根。"医生问。

老何只能发出"啊啊"的声音，嘴里戳着管子又不能摇头，只能连连摆手，他可是老老实实地禁食过的。

调整镜头，对焦，终于能看清楚了。医生皱着眉头看了看，还没来得及分辨出来是什么，那个"葱丝"突然动了起来，很柔软地蜷起又灵活地舒展开来。那哪里是葱丝，那是条虫啊！而且十二指肠球部有好多条，它们柔嫩、粉红色、略呈半透明的身躯在各个角落里蠕动、招摇！

内镜医生到底见多识广，屏住反胃的感觉做完了检查，最后还钳出来一条虫。取出体外后，虫子在活检钳下还动了一下，护士们看了，直说汗毛都竖起来了。不过，光靠肉眼直接看并不能辨认出这是什么虫。在内镜医生的推荐下，心内科将老何转到了感染病科住院。

老何听说自己肚子里有寄生虫，也感觉一阵阵恶心。跑了这么多路，遭了这么多罪，原来是因为虫子啊。铁扇公主尚且受不了孙悟空在肚肠里撒泼，怪不得自己肚子痛得那么厉害。但是这虫子是怎么来的呢？老何隐约记得小时候，村里也有人查出有寄生虫，后来卫生局的干部下乡来宣传，让大家不要吃生的东西，注意生熟分开，后来就没听说谁得寄生虫了。自己家里的吃喝老伴都弄得很干净，怎么会得上这个旧社会不卫生的病了呢？老何没想清楚，决定还是先看感染病科，虫子的来源以后再想。

为了明确老何感染的是哪种寄生虫，感染病科医生给老何送检了粪便标本找寄生虫卵——寄生虫可以在人的肠道中发育、产卵，并随粪便排出体外，各种寄生虫的虫卵形态不同，显微镜下仔细分辨可以明确种类；又抽了血送检寄生虫抗体——这个检查包括最常见的 10 种寄生虫的抗体，特异性很高，查出来基本就可以确诊了。没想到，老何的运气有点不好，粪便里没找到虫卵或幼虫，抗体结果是 10 项全阴性。

失望的情绪笼罩着医生办公室，感染病科的胡教授把目光停留在患者入院记录的抬头上——这个部分因为是系统根据病人填写的信息自动生成的，所以平时大家都不太在意。

姓名：何某某，性别：男，职业：农民

"老何，你平时喝生水吗？或者，有没有吃过地里刚摘没洗的蔬菜、瓜果？"

"没有啊，喝水都喝凉白开，吃东西都要么做熟，要么自来水洗净的。"

"老家还种地吗？"

"种啊，稻子刚插了秧，锄草施肥都还没弄我就病了，今年的收成怕是没指望了。"

"是水田啊？下田穿靴子吗？"

"不穿不穿，穿那个不好干活。我们都裤腿挽一挽光脚下水，出来冲冲脚就行了，方便……"

站在床边的小何对老何说："爸，昨天来福帮咱们把晒场上的稻子收回来了，田里的事我雇了人，都安排好了，你就安心治病吧。"小何转过头，冲医生们尴尬地笑笑："我爸闲不下来，以前让他来和我们住省城，才住了一星期就说身上到处难受，非要回去种田，劝也不听。"

医生办公室里，胡教授带着医生们分析老何的病情：

"老年男性、赤脚种田、腹痛、粪隐血阳性、十二指肠见大量虫体，根据这些关键词，钩虫可能性最大。钩虫卵藏在泥土中，在阴暗、潮湿又温暖的条件下孵化成丝状蚴，幼虫可以穿透皮肤进入皮下血管及淋巴管，随血液循环到达肺部，再穿透肺泡，经支气管上行至口咽，少部分幼虫随痰液吐出，大部分随人的吞咽动作进入消化道，到达小肠后就定居、发育为成虫。

钩虫与蛔虫、鞭虫、蛲虫合称四大土源性线虫，除了四者共同的危害——引起病人营养不良和虫体移行引起机械性损伤之外，钩虫还可以导致慢性失血。钩虫咬在小肠壁上一边吸血一边分泌抗凝物质，使伤口不能凝

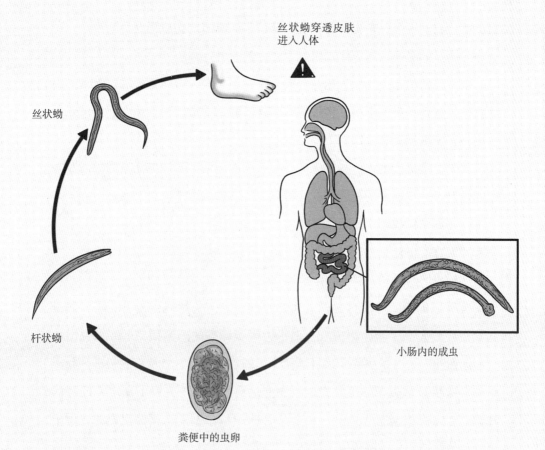

丝状蚴穿透皮肤
进入人体

丝状蚴

杆状蚴

粪便中的虫卵

小肠内的成虫

钩虫卵在温暖潮湿的土壤中孵化，发育成杆状蚴和具有感染性
的丝状蚴。人在被污染的土壤中赤脚或穿着敞开的鞋子行走
时，丝状蚴可经毛囊、汗腺口或皮肤破损处侵入人体、进入血
管并随血液循环进入肺部，沿支气管树上升至咽部，随吞咽进
入消化道到达小肠，在此发育成成虫，并产卵随粪便排出体
外，虫卵污染土壤后可继续感染人类。成虫借口囊内钩齿咬附
在肠黏膜上，可引起消化道功能紊乱和出血。

血，而且它们还会经常更换新的咬附部位，同时旧的伤口仍会不断渗血，还会导致明显的腹痛，属于线虫里危害较大的一种。

农村经常使用人粪尿为肥料，而且常常是未经无害化处理的。赤脚下田的农民接触到污染的土壤，就可能被感染。联系下检验科，让他们多试几种方法，看能不能找到虫卵。"

下午，病房接到检验科临床基础检验组的电话，听到电话里的嗓门和兴奋的语调，就知道说的是老何的好消息。

"找到了！找到了！"

"太好了！什么虫？"

"钩虫卵，没错了！"

医生把确诊的好消息告诉老何的时候，老何仍然痛得捂着肚子，但是高兴得眼睛发亮，脸憋得通红，似乎想说点漂亮的感谢话，最终只说出了"谢谢谢谢"，心里想着原来自己肚子里的"孙悟空"是从脚底板进到肚子里的。医生又宣教了一下农家肥要腐熟后再用、不要光脚下田之类的防病知识。老何一手捂着肚子，一手拉着儿子小何，说："快把医生说的告诉来福，让他跟咱们村的都说说，这病太遭罪了。"

3天的驱虫药"阿苯达唑"下肚，老何真正做到了"排出毒素，一身轻松"。

出院一个月后，老何的肚子再也没痛过，在省城医院复查了胃镜，也没再看到虫子了。

"我愿天地炉，多衔扁鹊身。遍行君臣药，先从冻馁均。"仍然是老何小孙子那奶声奶气的声音。这回，妈妈教了他一首新的古诗。

☆　钩虫感染的症状有哪些

当幼虫穿透皮肤时可能会出现瘙痒、局部皮疹。轻度感染的患者可没有症状，严重感染的可出现腹痛、腹泻、食欲不振、体重下降、乏力和贫血。儿童较成人多见。若儿童持续钩虫感染，可因铁和蛋白缺乏、阻碍生长和智力发育。

☆　如何治疗钩虫病

抗寄生虫药，如阿苯达唑和甲苯达唑，是治疗钩虫感染的首选药物，疗程 1 ～ 3 天。如存在贫血，也可以同时补充铁剂。

☆　如何预防寄生虫感染

经口途径是寄生虫最主要和最为常见的感染途径。由于不注意卫生，饮生水，进食未清洗干净的食品或未完全做熟的蔬菜、水果、水产、肉类等，可将寄生虫卵甚至幼虫等食入体内。如常见的蛔虫、肺吸虫、华支睾吸虫、布氏姜片吸虫、猪带绦虫等。预防措施主要是注意食品卫生，特别是直接入口食品的卫生。肉类和水产一定要加工做熟后方可食用，不要饮用生水，特别是未经消毒或煮开的自然界水源。

经皮肤感染的寄生虫，如钩虫的微丝蚴，可通过皮肤钻入体内。预防这类寄生虫感染需要注意皮肤卫生，在流行地区要特别注意不要过多暴露皮肤，不要在水塘或土地上赤脚行走。

从"淋漓不尽"到"淋漓尽致"，
排尿不畅的小毛病竟然"上头"了

"哗""咳咳"，卫生间的冲水声和老王强忍着的小声咳嗽，打破了冬夜的宁静。

"你这是喝了多少水啊，连着跑厕所？我这一个梦被你打断3次了。"老伴翻了个身，裹了裹被子，皱着眉头闭着眼嘟哝着。

老王这段时间尿频得厉害，不是在上厕所，就是在去厕所的路上。之前看过医生，说是前列腺增生引起的。考虑到手术有风险，老王选择吃药控制。不过，人年纪大了记性不好，加上老王自己心里对吃药有点抗拒，就给医嘱打了"折扣"。药先是减量，之后就吃吃停停，之后就干脆停药了。这不，这段时间没按时吃药，老王尿频越发严重，起夜次数也多了起来。

"老伴，老伴！"老王起夜回来，突然打了个哆嗦，上下牙开始不自觉地打架。他本来想忍到天亮，让老伴好好睡，但架不住一阵阵的寒意涌上来，只好唤醒老伴。

"又怎么啦？"老伴睡得正香，不情愿地醒来，突然反应过来老王声音虚弱，一下子精神了，"怎么了，是不是哪里不舒服？"

"有点发烧，估计起夜着凉了。给我拿点感冒药吧，睡一觉就好了。"

可这一烧，就连着烧了好几天，天天都能到 38.5℃，还头疼、腰酸。第四天晚上，老王打寒战打得像筛糠一样，体温升到 39℃，老伴吓坏了，叫了个 120 急救车直奔急诊。

到了医院已是后半夜，急诊室里还是人头攒动。医生给他查血、验尿，还拍了 CT，说血炎症指标高，尿里有很多白细胞，应该是尿路感染，就给开了消炎针。因为知道王老伯有前列腺增生的毛病，还加了改善前列腺增生症状的药。

老王感觉发烧后稍微动动就喘得不行，但是输液要连续 3 天。每次出门，老王都感觉像是长征过草地。3 天下来，老王的发烧确实好些了，但头痛却越发厉害了，怎么尿路感染还会头痛呢？

急诊医生也觉得很蹊跷，跟老两口儿说，这病应该不太简单，蜻蜓点水一样看急诊怕是不行，建议他们找个专家好好查查。但至于看哪个科的专家，几个医生有说泌尿外科的，有说神经内科的，还有说去看肾内科的，谁也说服不了谁。最后请示上级，说是得找能看疑难杂症的，于是拍了板说看感染病科。

经医生的推荐，老王来到感染病科潘教授的专家门诊，但他自己心里有些没底：这次感觉是个疑难杂症，不知得看多久，也不知道能不能看好；每天跑医院，不要说自己，连老伴都快吃不消了，要是能住院就最好了；可是这种大医院的好科室，住院估计得等一阵子吧……老王脑子里正乱哄哄的，叫号屏幕就叫到他了。

和想象中不苟言笑的高级专家不同，潘教授为人很和气。她一边问诊，一边翻阅了老王急诊的各项检查报告："老先生，你这尿路感染肯定是有的，经过治疗尿常规已经好多了。但是急诊的 CT 看到左边肾脏有个病灶，到底是囊肿还是脓肿，平扫上看不太清，最好做个增强 CT 或者 MRI。发烧本身会引起头痛，但一般来说要好会一起好。你这个头痛有点不一样，得再查查，要不住院吧。"老王听了，眼泪都要掉下来，一个劲儿地只说谢谢。

入院后，医生给老王安排了抽血和肾脏 MRI 检查，发现血炎症标志物比之前明显升高，左侧肾脏有个囊性病灶，考虑肾脓肿。但是，肾脓肿并不能解释他越发严重的头痛。

"可能是尿路感染早期没控制，继发血流及中枢神经系统感染，引起头痛；也有可能是在其他引起头痛的疾病，比如风湿性疾病、血液系统疾病的基础上，免疫力明显下降，继而出现尿路感染。首先要尽可能明确尿路感染和肾脓肿的病原体，并且针对最可能的罪魁祸首进行经验性治疗；同时要等待其他检查结果，排除这些引起头痛的基础疾病，可能还得做头颅 MRI 和腰椎穿刺排除感染蔓延到中枢的情况。"

由于老王的尿常规已经转阴，尿培养阳性的概率不大。入院第二天，医生直接给老王安排了肾脓肿的穿刺，一方面引流脓液减轻症状，另一方面抽出脓液可以明确感染的病原体，让以后的治疗有的放矢。

老王的肾脓肿中抽出了灰红色的脓液。细菌培养不负众望，很快就报告了大肠埃希菌（尿路感染里最常见的细菌），和同期回报的血病原基因检测的结果完全符合。看来，老王的发烧是由于尿路感染上行引起肾脓肿，细菌播散入血引起的。

"老王，用了药感觉怎么样呀？"

"潘教授来查房啦！我昨天没发烧，感觉比以前好多了，头痛也不会一直发作了。但是，我还是觉得，就像……就像孙猴子被唐僧念'紧箍咒'的那种感觉。"

"哦……那就是……头胀？"

"对对就是这样。我也说不好，还是潘教授会总结。"

"你说的这个症状很重要。咱们的头颅 MRI 约到了今天下午。你别害怕，有什么问题尽管告诉我们。"

下午，老王的头颅 MRI 上只显示了一点缺血梗死，这对于老年人来说是比较常见的，一般不会引起老王所说的症状。究竟是什么原因引起的头痛呢？虽然头颅 MRI 没有看到特别的异常，但考虑到老王的病情，还是不能排除泌尿系感染蔓延到颅内的严重情况。最好的办法就是做个腰椎穿刺明确一下。

平常，我们的中枢神经系统——脑和脊髓是浸泡在脑脊液里的，通过化验脑脊液，可以看出脑和脊髓有没有疾病。而腰椎穿刺就是从腰椎的骨头缝里进针，进入椎管，抽出里面的脑脊液的过程。这个检查听起来有些吓人，老王对此很是害怕。在医生和护士晓之以理动之以情的劝说以及日夜不断的"紧箍咒"的折磨下，老王终于松口了："我同意做腰椎穿刺！"

腰椎穿刺的过程还算顺利，没有老王想象的那么可怕。做好穿刺，老王长舒了一口气，但是医生们明白，真正的关键步骤——脑脊液检查才刚刚开始。

当天上午，脑脊液微生物涂片阴性；

当天下午，脑脊液初步的常规和生化检查显示感染征象；

第二天，脑脊液微生物培养没有阳性发现；

第三天，脑脊液病原基因检测结果报告大肠埃希菌！

病原基因检测果然很灵敏！案子破了！

肾脓肿、血液、脑脊液都是同一个病原体，完美解释了老王发病的来龙去脉。俗话说：流水不腐。老王有前列腺增生，小便排出不畅，就容易"腐"，也就是细菌繁殖，导致尿路感染。尿路感染引起尿频、尿急的症状，但这和前列腺增生的症状差不太多，没有引起重视，加上受凉免疫力下降的因素，老王的感染上行扩散到肾脏，引起肾脓肿，再进一步通过血液循环进入颅内，引起了腰痛、发烧和头痛这一系列的症状。

老王听了他的病情分析，后悔得直拍大腿。他的老朋友们好几个都有前列腺增生，多多少少都有些尿频尿急的症状，谁都没太放在心上。谁能想到，这病还能"上头"呢！

诊断明确之后，接下来的治疗也就明确了。针对性药物用药 2 周后，老王的腰痛和头痛都逐渐改善，加上控制前列腺增生的药物，老王解小便时的"淋漓不尽"终于慢慢变成了"淋漓尽致"。医生给他复查腰椎穿刺，脑脊液的各项指标明显好转。但颅内感染的疗程远比普通的尿路感染长，老王得用满 6 周药才行，直到现在，老王的疗程还没结束。有了这次的教训，他再也不敢把医生的嘱托"打折扣"了。

医生提示

☆　**什么是尿路感染**

尿路感染是细菌侵入尿路上皮导致的炎症反应，通常伴随有菌尿和脓尿。尿路感染根据感染部位分为下尿路感染和上尿路感染。下尿路感染表现为膀胱刺激症状，如尿频、尿急、尿痛，还有膀胱区或会阴区不适及烧灼感；上尿路感染除尿频、尿急、尿痛之外，还会出现腰痛、寒战、发热等全身症状。

☆　**哪些人容易发生尿路感染**

○ 尿路梗阻：泌尿系结石、前列腺增生、尿道狭窄、肿瘤等可导致尿液积聚，细菌不易被冲洗清除而在局部大量繁殖。

○ 性别：女性尿道短而宽、距肛门近是女性容易发生尿路感染的重要因素，性生活可将尿道口细菌挤压入膀胱引起尿路感染；绝经后女性因雌激素分泌减少易引起尿路感染。男性中，包茎、包皮过长是男性尿路感染诱发因素，前列腺增生是中老年男性尿路感染的一个重要原因。

○ 医源性因素：如留置导尿管、经尿道的检查或治疗。

○ 泌尿系统结构异常：肾发育不良、输尿管畸形、多囊肾等。

○ 机体免疫力低下：如糖尿病、使用免疫抑制剂、艾滋病等。

☆ **尿路感染处理不当会有哪些危害**

○ 导致感染复发

○ 急性或慢性肾脏感染（肾盂肾炎）引起的永久性肾脏损害。

○ 出现病情加重，如继发血流感染、引起尿脓毒血症、播散至其他部位等。

☆ **如何预防尿路感染扩散**

○ 早诊早治。出现尿频、尿急、尿痛、尿色浑浊、血尿等症状时，尽早就诊，完善尿常规和尿病原学检测。

○ 尽早去除相关危险因素。解除引起尿路梗阻、尿流停滞与反流的解剖学异常因素，如泌尿道结石等。

○ 反复发生膀胱炎的患者可以采用抗菌药物预防，但使用抗菌药物可能导致病原体耐药等问题，建议在医师指导下使用。

○ 若尿路感染迁延不愈，需要明确是否存在耐药菌感染、泌尿系特殊感染，如结核感染，甚至尿道肿瘤等情况。常规治疗下，它们的治疗反应均欠佳，且均可能出现全身扩散的情况。

大嗓门儿壮汉一觉醒来，
怎么就肾衰竭了

"昨天，中国男足突破历史，获得大力神杯！"

周六上午，大东还在睡着，手机铃声响了起来——不要误解，用这个铃声就是一个铁杆球迷的自我修养。

"老铁，10点啦！你起来没？钓鱼去啊！""哦？哦！好这就来。"大东反应了一会才想起来，昨天和朋友约好了今天钓鱼，没想到睡过头了。老婆应该是一早就出门会朋友去了。大东努力清醒了一下，觉得有点乏，脑子里迷迷糊糊的。不过有约在先，他起来后喝了点粥就出门了。

冬天的风呼呼吹着，一天下来，大东一条鱼也没钓到，西北风却喝了不少，回到家还没等最爱的球赛播出，就躺下睡了。第二天早上，大东十点多才醒来，感觉头痛欲裂。

"昨天不在家好好休息，偏要出去吹风。起来吃点东西吧，吃完再接着睡。"大东的老婆芬姐心疼地埋怨道。

"好……"大东刚挣扎着坐起来，只觉得眼前天旋地转，胃里一阵翻江倒海，赶紧又躺下去。看着大东脸颊通红，额头滚烫，芬姐赶紧拿来体温计一量，39.5℃！

"赶紧去医院！"

不由分说，大东被芬姐半扶半扛到了附近的社区医院。查了血，医生说有点感染，估计就是钓鱼吹风着凉了，开了两种抗菌药物和退烧药，让回家好好休息。大东本来还想说昨天钓鱼之前就开始不舒服了，但是感觉说话没力气，而且心里估计着即使说了医生可能也是这么用药，他张了张嘴，到底没出声，就又被老婆半扶半扛地拖回家。吃了 2 天药，大东还是高烧不退，还有恶心、反胃。奇怪的是，几乎没吃什么东西，肚子还越来越胀了。

"感觉不像小感冒啊，再去趟医院吧？"芬姐有点着急了。

夫妻俩这次来到了中心医院，抽完血后大东便瘫坐在走廊的椅子上，一动也不想动，冷不防听到广播里医生呼唤芬姐。芬姐三步并作两步立刻跑了过去。

"检验科打电话来了，你家患者查血结果不太好，炎症指标都很高，肝肾功能也不好，血小板只有正常人的 1/4，赶紧去拍个 CT。"医生表情很严肃。

很快，CT 结果也出来了：考虑急性肾损伤可能，弥漫性腹膜炎，腹盆腔积液。

"病情太重了，赶紧住院！"

住院后医生给用了高级抗菌药物，还加了些激素，大东发烧不那么厉害了，但肚子胀得越来越难过。为什么会有发烧和肚子胀，医生们一时也说不太清楚。

大东本来是个大嗓门儿，平常话又多，经常被芬姐嫌弃。这病来如山倒，大东说话也没力气了，一天都说不了几句，芬姐一下子怪不适应的，整个人都恍惚起来。还好家里亲戚多，都积极发动所有社会关系，到处打听能治这怪病的医生。几经周折，大东表姐挂到了感染病科胡教授的门诊号。

胡教授了解情况后，当机立断：病情危重，马上转到我科住院治疗！

救护车鸣着笛声，载着已经快喘不上气的大东一刻不停地开到了医院。家里人松了口气，但是医生给大东做了检查之后却倒吸了一口气：大东各种验血指标全线飘红，尤其是肾功能恶化非常明显；CT上提示不光有腹水，胸腔里也出现了胸水，肺都被压缩了，能不喘吗？各项对症治疗一一出手。但进展如此之快的病，到底是何原因呢？真的是感染吗？

住院后第3天，大东的肾功能还在继续恶化。即使用了利尿剂，他当天也只解出两次小便，多余的水分和排不出的毒素滞留在体内，让大东肉眼可见地肿了起来，心脏和肝脏也不堪重负。肾内科会诊医生建议肾穿刺活检明确原因，"如果情况进一步加重，可能需要透析。"

"透析"二字像晴天霹雳劈中了芬姐，她怔住了，一个人在楼梯间发了很久的呆。回病房时路过医生办公室，办公室里面竟然还有三四个医生，各自对着电脑，时不时互相讨论一下，而此时已经快晚上八点了。芬姐心里一动：他们在努力，没准有希望。

"7床的诊断大家是如何考虑的？怎么会肾功能持续恶化？"查房时，胡教授抛出讨论的主题。

"中年男性患者，急性病程，短期内出现腹膜炎、多浆膜腔积液，需要考虑毒性比较强的病原体感染，但目前各种病原学检查都是阴性。"

"患者急性肾损伤，也有可能是自身免疫疾病累及肾脏，但目前相关的自身抗体指标都是阴性的，肾内科会诊建议肾穿刺活检来明确。"

"患者最开始查血时肾功能还是好的，后来吃过对乙酰氨基酚，之后肾功能才不好，有没有可能是药物导致的肾损伤呢？"

"有可能，不过这解释不了患者高热和腹膜炎的情况。"

"急性病程、发热、肾功能受损，会不会是肾综合征出血热？"胡主任提出了自己的想法。

肾综合征出血热又叫流行性出血热，是汉坦病毒感染引起的一种疾病。顾名思义，这种病会出现发热、出血和肾功能损伤。汉坦病毒一般由鼠科和仓鼠科的啮齿动物携带，人类因吸入动物分泌物、尿液、粪便的气溶胶或直接接触其排泄物而被感染。由于城市里老鼠比较少，感染一般都发生在林区和农村地区。

"患者有发烧，有肾功能受损，但起病前没有疫区旅居，也没接触过啮齿动物，最重要的这点不符合。而且，患者完全没有出血呀。"

"的确，虽然没有出血，但是血小板明显减少，有出血倾向，有没有可能是肾综合征出血热的不典型表现？"三十多年的从医经历，身经百战的临床经验，让胡教授深谙临床实际案例远比教科书要复杂，"这种病毒感染虽然凶险，但有自限性，不需要目前经验性应用的大量抗菌药物，只要帮助患者度过最难的'少尿期'，就有彻底翻盘的希望。"

时间就是生命，时间就是肾功能。医生们紧急安排了汉坦病毒检测和经皮肾穿刺活检术。

同时，由于大东的肾脏已经不能行使正常的排水和排毒功能，医生安排了临时的床旁急诊血液透析。粗粗的管子把大东的血液引出体外，过滤掉代谢废物、毒素和多余的水分再输入体内。场面虽然吓人，但做完血液透析，大东感觉全身都轻松了许多。

当天晚上，肾综合征出血热病毒（汉坦病毒）检测结果回报：抗体和核酸都是阳性！后续经过市疾病预防与控制中心复核证实无误。同时，肾穿刺病理提示急性肾小管坏死，与汉坦病毒感染相符合。

肾综合征出血热的典型过程有发热期、低血压休克期、少尿期、多尿期和恢复期，但很多患者并不具有典型的 5 个时期，而仅有部分症状。大东就

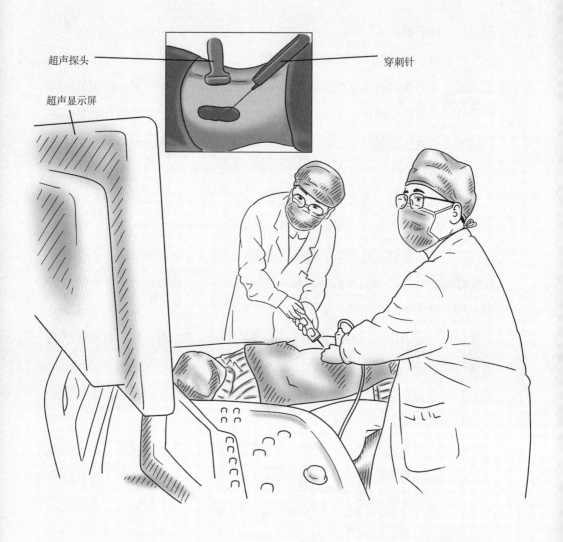

超声探头

穿刺针

超声显示屏

超声引导下经皮肾穿刺活检术，可以取得肾脏组织并送检各种检查，是确诊不明原因肾脏疾病的重要手段。

没有经过低血压休克期，也没有明显的出血表现，也就是说他没有"照着教科书生病"，这种不典型的病例诊断最为考验医生的临床水平。

肾综合征出血热属于病毒感染，抗菌药物无效，治疗主要是对症支持治疗。医生果断停用了抗菌药物，继续积极对症支持治疗。走出"少尿期"的大东顺利进入了"多尿期"，入院后第 4 天 24 小时尿量增加至 4 000 毫升以上。在这个阶段，大东真正体会到了那句广告词"排出毒素，一身轻松"的意思！

经过医生精确的对症支持治疗，大东在"多尿期"顺利避开种种风险，逐步进入恢复期。半个多月后，原来那个生龙活虎的大东的精气神都回来了，各项指标也都基本接近正常，尿量基本恢复正常水平，就连嗓门儿也大了不少。他虽然是躺着进来的，可是欢欢喜喜地走着出去的。

但让他想不明白的是自己究竟是怎样感染这种病毒的。他一直住在市区的居民楼里，没有接触老鼠的机会，身边的亲友同事也没有这种情况。那只"命中注定"的老鼠究竟是通过怎样曲折的途径把病毒传播给他的，和他平时喜欢的野外钓鱼有没有关系，他也不得而知。

医生提示

☆　什么是肾综合征出血热

肾综合征出血热由布尼亚病毒科汉坦病毒属病毒感染所致，也称作流行性出血热。主要表现为发热、出血、低血压和肾损伤，典型病程经过发热期、低血压休克期、少尿期、多尿期和恢复期五期，但部分病例可能不典型。临床医生应保持警惕，谨防漏诊。

☆　人类是如何感染汉坦病毒的

汉坦病毒主要由鼠科与仓鼠科啮齿动物（小鼠、田鼠、鼩鼱和大鼠等）携带，尤其是黑线姬鼠和褐家鼠。人类通过吸入动物分泌物、尿液、粪便的气溶胶，或直接接触排泄物感染。许多患者在出现症状前2～4周可能遇到过活的或死的啮齿动物，或者进入过有明显啮齿动物出没证据的房间。

☆　哪些人群可能发生肾综合征出血热

○ 农民（春耕、秋收季节）。

○ 动物研究机构人员或实验室鼠类动物饲养员。

○ 宠物鼠饲养者。

☆　如何治疗及预防肾综合征出血热

我国肾综合征出血热年发病率在世界上最高，每年病死率波动于0.60%～13.97%，但目前尚无针对汉坦病毒的特效抗病毒药，主要是积极对症支持治疗。非甾体抗炎药可能导致急性肾损伤，应避免使用。

预防措施主要是疫苗接种和灭鼠。避免进入大量啮齿动物生存的区域，防止啮齿动物居住于家和工作区域附近。

不同寻常的喉咙痛之后，
"虎妈"终于不再"鸡娃"

知道什么是"鸡娃"吧？就是给娃"打鸡血"，在教育上潜心钻研，无所不用其极，只为帮助孩子追求各方面进步。"鸡"，在这里是个动词。"鸡娃"还有"素鸡"和"荤鸡"之分。"素鸡"也就是"素质鸡"，培养娃的素质教育技能，比如音乐、体育、美术等。与"素鸡"相对的，就是"荤鸡"，以学科类内容为培养方向，胎教时听英文广播，上学后各学科课外班齐头并进，只为孩子在学习道路上先人一步。

小琪就是一个"荤素搭配"的典型，其实说是"满汉全席"都不为过。这背后，是典型的"虎妈"——小琪妈妈自胎教开始坚持不懈地"鸡娃"，以及小琪自己在这期间形成的"自鸡"——自我激励的习惯。如今已在藤校※就读的小琪，就是典型的"别人家孩子"。

以"不死也能扒层皮"著称的期末季来了。秉承着十几年读书生涯中形成的"小车不倒只管推"的理念，小琪把吃饭、睡觉的时间压缩到最少，在考试和论文咬合而成的齿轮组中用尽全力

※ 藤校，即常春藤联盟（Ivy League），最初指由美国东北部地区的 8 所大学组成的体育赛事联盟，后指由这 7 所大学和一所学院组成的高校联盟。常春藤盟校全部是美国一流名校，哈佛大学、耶鲁大学、普林斯顿大学等都在其中。

挣扎度过。凌晨，她赶在 deadline（最后期限）之前完成了最后一个论文。在邮件发送成功的那一瞬间，巨大的疲劳感如同《星际穿越》里米勒星球上的滔天巨浪将她掀翻了。

灯光晃醒了她。小琪看看手机，已经又是凌晨了——睡着的时候灯都没有关，还有妈妈的 2 个未接电话。按照经验，期末结束昏天黑地睡一天，自己就会满血复活。但是这次，小琪觉得自己还是累，喉咙痛得厉害，连带着脖子似乎都疼。"估计是感冒了吧？"小琪心想，翻出家里带来的感冒药吃下，又给妈妈回了个电话，说考试季结束了，要准备实习就不多说了。然后关上灯，再次昏昏睡去。

早晨醒来，小琪还是觉得累。她本来打算出去玩几天，之后参加一个实习项目，这会儿她只感觉全身的肌肉都在抗议"出去玩"这个念头。小琪轻轻叹了口气，再次吞下感冒药，窝到了床上。接下来的 3 天，喉咙痛、吃药、睡觉构成了小琪生活的全部，她只盼着千万别影响实习项目，但是喉咙痛却丝毫没有好转的意思。第四天早晨，睡得迷迷糊糊的她不小心碰到自己的脖子，感觉到了一个硬硬的块。她瞬间清醒了，仔细摸了摸，确实有个硬块，摸得用力些还会痛。她赶紧起床飞奔到校医院，一番温柔的问诊之后，不出小琪的意料，医生没给她开药，只让她回去多喝水。

接下来的一个星期，小琪每天都按时吃药，可是喉咙和脖子还是痛，脖子上的肿块越来越大了，连带着左边的下颌和耳朵都痛得厉害。她自己量了体温，39℃。小琪叫苦不迭，再次来到校医院，要求开具了转诊单后，到了当地的一家综合性医院。医生为小琪安排了颈部 CT 检查，检查结果显示左侧颈部淋巴结明显肿大，13 毫米 × 22 毫米。小琪心里"咯噔"一下。韩剧里身患绝症的女主角在她脑海中飞速涌现。但她没有告诉父母，留学生活让她习惯了报喜不报忧。拿着医生开给她的名为"阿莫西林克拉维酸钾"的口服药，小琪在心里祈祷快些好起来，要是能不耽搁实习就更好了。

然而事与愿违，药吃才了一天，小琪两条腿上就出现了很多蚊子块一样的皮疹。不得已再次来到了医院询问医生，得到的答复是可能是药物过敏，让她不要再吃前面的药了，重新给她开了口服的糖皮质激素。服用激素以后，小琪发热和喉咙痛的症状很快就好了，皮疹也消了，但是左边脖子上的肿块一点也没小。期间，小琪严格执行着医生关于激素减量的医嘱。然而，似乎是为了印证墨菲定律的真实性，停用激素一周以后小琪又发烧了，脖子上的肿块更是痛得连碰也不能碰。

异国他乡的夜晚，小琪看着体温表上的 40℃，崩溃了，她终于哭着拨通了妈妈的电话。电话那边，小琪妈妈当机立断给小琪购买了次日回国的机票："别怕，咱们回国好好看看！"挂掉电话，小琪妈妈扶着额头，赶紧含上了一片降压药。

联系取消了实习，小琪赶紧踏上回家的路。爸妈已经给她在网上预约好了一家三甲医院感染病科的号——之前外公的发烧就是这里看好的。

在门诊，医生详细询问了小琪生病的整个过程，查看了她的咽喉部和颈部，发现小琪的双侧扁桃体Ⅱ度肿大，上面还覆有部分白苔。门诊医生很快心里有了初步判断，之后为她开具了验血，还有颈部和腹部的超声检查。出了诊室的门，小琪妈妈才留意到检查单子上写着腹部超声的字样。她嘀咕着"怎么还要查肚子？肚子也没有不舒服啊。"女儿的发烧和疼痛让她来不及多想，赶紧付费去做检查。

检查结果陆续出来了，小琪爸妈只看得懂超声结果一栏的文字：双侧颈部多发肿大淋巴结，还有轻度脾肿大。他们两个紧张地交换了一下眼神：之前在国外的 CT 上只有左侧淋巴结肿大，现在两边都有肿大了，是不是真有肿瘤，而且在这段时间之内发生扩散了？小琪妈妈一时感觉全身的血都往头上涌，她紧紧攥着报告不敢给小琪看，示意老公带小琪出去走走，自己一个人再次来到了感染病科门诊。

门诊医生仔细查看了所有检查结果：血常规报告上显示白细胞轻度降低，外周血涂片中见到约 35% 异型淋巴细胞，炎症标志物基本正常，肝转氨酶略有升高，肿瘤标志物都在正常范围内，EB 病毒载量比较高。医生心里有了数，抬头正要跟小琪妈妈解释，发现她面色苍白，牙齿紧紧咬着嘴唇，赶紧安慰她这应该不是坏毛病。小琪妈妈的眼泪"唰"地流了下来，泣不成声。医生解释说，目前考虑为传染性单核细胞增多症的可能性大。这是一种由 EB 病毒感染所引起的急性传染性疾病，引起发热，以及淋巴结和肝脾等网状内皮系统的增生肿大；这种疾病好发于儿童，而在小琪这个年纪发病，多是由明显的劳累诱发；这种病属于自限性疾病，也就是会自己好。以小琪目前的情况，只需要用退烧药和保肝药对症治疗，但是要注意充分休息，可以观察一段时间再过来复查，一般都问题不大。听了医生的一席话，小琪妈妈的眼泪越擦越多，赶紧谢过医生，出去给老公和女儿打了电话，喜悦的语气还藏不住哽咽沙哑的声音。

在家休养 2 周之后，小琪的体温终于慢慢恢复了正常，喉咙和脖子也不痛了，颈部的肿块以肉眼可见的变化宣告着病情的好转。1 个月之后，小琪再次来到了感染病科门诊，复查的血常规、肝功能和 EB 病毒载量已经恢复了正常，超声结果显示她除了左侧颈部还有个别小的淋巴结，其他也都正常了。看着这些结果，一家人悬着的心终于彻底落了下来。

小琪妈妈搂着失而复得的女儿，觉得后怕。她后悔在女儿成长路上对她施加的压力，又心疼女儿的懂事和努力。一瞬间，她突然发现健康才最重要，其他的不管"素鸡""荤鸡"，都是浮云。这时，一个念头突然涌上来：要是女儿有个男朋友在身边，也许就不用这么牵挂了？要不要再"鸡"一下？

她被自己的想法吓了一跳。算了算了，这个好像"鸡"不得，也急不得，平安健康就好。

相关案例

读高二小才马力全开准备期末考试，却在公布成绩的那一天病倒了。发热、咽痛、鼻塞、咳嗽一个接一个地报到。到医院一查，扁桃体已经Ⅱ度肿大，还出现了脓点，颈部的淋巴结也出现了轻度肿大。经过化验之后，外周血的异型淋巴细胞竟然高达35%，肝功能也出现了异常，EB病毒复制竟然超过了$1×10^5$拷贝数/毫升。医生诊断为传染性单核细胞增多症。经过3个星期的休息和保肝治疗，小才的各项指标逐渐恢复了正常。

刚过18岁生日的网红大宇最近比较烦，他已经连续低烧2个星期，喉咙痛得都没法开直播了。在当地医院看了两三次，每次医生都说是普通感冒，嘱咐回家多喝水。可水都喝了好几大桶，症状就是不见好。到区中心医院一查，发现颈部淋巴结肿大明显，马上做了颈部淋巴结穿刺活检，好在结果提示为反应性增生，未见明确肿瘤依据。后来，大宇慕名来到一家三甲医院的感染病科，完善了EB病毒学检查，发现EB病毒抗体IgM呈阳性，外周血EB病毒复制也达到了$1×10^3$拷贝数/毫升。这才终于明确，原来是得了传说中的"接吻病"。

☆　**什么是传染性单核细胞增多症**

传染性单核细胞增多症（infectious mononucleosis，IM）是由 EB 病毒感染引起的一种急性传染性疾病，好发于青少年，可导致发热、咽痛、疲倦和颈部淋巴结肿大。由于本病主要通过唾液传播，因此又被称为"接吻病"。

☆　**IM 是怎样传染的**

EB 病毒是一种广泛传播的疱疹病毒，通常存在于患者的唾液中，并且可在唾液中长时间持续高水平排出。起病后口腔持续排出病毒的中位时间约为 6 个月。如果与患者存在接吻、共用餐具、共用口巾等行为，则可能被传染。

☆　**IM 的典型表现有哪些**

典型的 IM 表现包括发热、咽痛、淋巴结肿大，在出现上述特异性的表现前，通常有乏力、头痛或者低热等症状。咽痛通常伴随着扁桃体肿大渗出，常可见到扁桃体化脓样表现。IM 患者的淋巴结肿大通常为对称性分布，更常累及颈后及耳后淋巴结，常伴有触痛，一般在第 1 周达到峰值，2～3 周内逐渐消退。脾肿大见于约 50% 的患者。部分患者使用 β - 内酰胺类抗生素治疗时可出现泛发性荨麻疹样皮疹，并非真正的药物过敏。

☆ **有针对 IM 的检查吗**

IM 最常见的实验室检查结果异常为外周血中淋巴细胞增多，血涂片可见明显的异型淋巴细胞增多，通常超过 10%。超过 60% 的患者可能出现肝功能异常，多为自限性。大多数急性发作期患者外周血中可检出 EB 病毒复制，在发病 2 周左右达峰。

☆ **如果家里有人得了 IM，需要隔离吗**

不需要隔离。IM 最常见的病因为 EB 病毒感染，主要通过体液传播而非接触传播，故不需要隔离。适当避免与 IM 患者接吻、共用餐具等即可。

☆ **IM 如何治疗**

IM 患者的主要治疗为支持治疗。对于部分症状明显的患者，可使用对乙酰氨基酚来控制体温、咽痛及淋巴结疼痛等，提供足够的液体和营养也很重要。虽然没有绝对的必要卧床休息，但充分休息绝对是必要的。抗病毒药物阿昔洛韦可以抑制 EB 病毒，但对于潜伏性感染无效，也不能治愈感染。

☆ **如果患上了 IM，何时能恢复正常工作或学习**

因有超过 50% 的 IM 患者可能在症状出现的前 2 周内出现脾肿大，因此应当尽量避免在病程早期（3 周内）进行体力劳动及体育运动。在保持充分休息的前提下，待身体各项症状好转之后，即可逐渐恢复正常学习或工作。

隐藏在"下水道"中的

"养蛊密室"

急诊室外，一辆疾驰的救护车倏地停了下来，蓝白的光在漆黑的夜色中快速地一闪一闪，看得人心慌。救护车上下来的医护人员与急诊医护人员语速飞快地交接："患者李××，女，70岁，半小时前在家中无明显诱因下突发意识丧失。接诊时无外伤，测体温 39.7℃，血压 75/40 毫米汞柱，心跳、呼吸基本正常。发病前曾有发热、呕吐，考虑感染性休克可能性大，已经用过去甲肾上腺素，刚刚有些恢复意识，路上补液量是……"

患者被第一时间推进急诊大厅，快速查体、心电监护、抽血、用药……一套流程结束后，团团围住李阿婆的医护人员逐渐散去，她的老伴老夏才得以靠近李阿婆的床位。

"老伴，你好点了没？刚刚突然就晕过去了。"老夏弯下腰，凑近了轻声问。

"就觉得眼前一黑，醒来就在这了。我没事。"李阿婆面色苍白，声音还很微弱，却安慰起老伴来。

"太吓人了！"老夏声音突然有些哽咽，无力地坐了下来，这才发现两只脚上，一只穿着皮鞋，一只穿着拖鞋。

李阿婆退休已 10 年，虽然有高血压、糖尿病，几年前还做了乳腺手术，可是在药物控制之下，各项指标都还不错。闲不住的她最爱旅游，把年轻时没能成行的游山玩水的梦想都一一实现。

一个月前，李阿婆不巧遇上一次车祸，因骨折做了手术，之后身体有些虚弱，定好的旅游计划泡了汤。屋漏偏逢连夜雨，这几天李阿婆突然开始肚子疼、发烧、打寒战，接着一阵阵的恶心，连着吐了好几次，自己刚找了点退烧药吃，没想到竟然晕了过去，还好 120 及时赶到，把她送到了医院。看到李阿婆逐渐醒了过来，老夏这才松了一口气。

深夜的急诊大厅深处，白色的灯光下没有死角，医护人员脚步匆匆；歪在椅子上打盹的家属偶尔醒来照看下病人，然后再换个姿势浅浅地睡去。除了医护人员对讲机里偶尔传来的讲话声和大厅门口救护车的喇叭声，时间似乎凝固在化不开的焦虑中。老夏就在这片焦虑中带着李阿婆做了医生给开的CT 检查，之后继续坐立不安地等待检查结果。

医生给老夏解释了病情：李阿婆的验血指标显示白细胞明显升高，有个炎症指标更是高到正常值的 100 倍；尿液化验单上的白细胞、红细胞、尿蛋白、葡萄糖等几乎所有指标都带向上的箭头；CT 显示，右边输尿管里有一颗黄豆大小的结石堵塞了输尿管，尿液排不出，上游的输尿管和肾盂、肾盏都被撑得扩张变形了，肾脏周围有明显的炎性渗出，肾盂里面也有很多颗小的结石。总之，"考虑结石导致的尿路感染"，医生赶紧给用上了高级抗菌药物。

要说这高级药真是给力，李阿婆的血压和体温很快恢复到了正常，也不恶心呕吐、肚子痛了，复查的各项指标也明显好转。由于存在肾结石、输尿管结石、肾积水，李阿婆被转到了医院的泌尿外科，做了输尿管结石的激光碎石术。为了防止术后输尿管水肿或损伤再次引起梗阻，医生按照常规在她的输尿管里装上了支架——双 J 管，让"下水道"排水通畅，等术后过一段时间输尿管长好了再拔掉。对于肾结石，医生则建议待后续再行处理。

术后李阿婆恢复了活力，虽然还不能出去旅游，但日常遛弯还是没问题

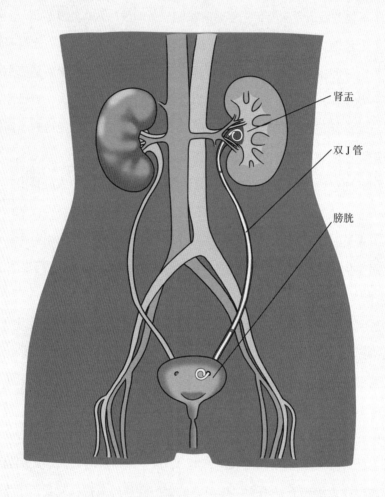

肾盂

双 J 管

膀胱

输尿管支架两端卷曲，故又名"双 J 管"。其两
端分别盘曲在肾盂和膀胱内，以避免移位。输尿
管支架可使输尿管被动扩张，用于解除输尿管梗
阻，促进术后输尿管愈合，并能防止输尿管狭窄
和粘连堵塞，在泌尿外科应用广泛。

的，就等着过几个月拔除这个管子就一身轻松了。令她没想到的是，她以为的万事大吉，其实是一段艰难时日的开始。

碎石之后一个月，李阿婆总感觉自己没什么精神。社区医院医生听说她之前有严重的尿路感染，就给她验了尿常规。果然，里面还是有很多白细胞。做了尿培养发现里面果然有问题，而且还是两个：细菌"大肠埃希菌"和真菌"白色念珠菌"。医生针对前者用了"头孢"，但后者考虑是污染，暂不需要用药。

用药之后，李阿婆还是觉得无精打采，再去验尿，原来的"大肠埃希菌"确实消失了，但是每次都还有"白色念珠菌"，医生还是认为不需要用药。查出来4次"白色念珠菌"之后，李阿姨感觉身体被掏空，连检验科旁边女卫生间的清洁阿姨都开始忍不住关心她了。这日子过得，糟心透了！

有一次，亲戚给老夏转发了公众号里一篇科普文章《我的尿路感染为什么总也好不了》。老夏如获至宝，和李阿婆商量后决定，到发布这篇文章的医院的感染病科找潘教授好好看看。

老夏一手挽着李阿婆，一手拿着厚厚一沓化验单，走进了潘教授的诊室。

潘教授一一翻阅了检验报告，发现了问题所在：白色念珠菌。这种真菌虽然不是普通人群中常见的尿路感染病原体，但是李阿婆也不属于"普通人群"——她的尿路中有植入的双J管。

在人体天然的尿路上，白色念珠菌难以黏附，即使偶然有白色念珠菌进入尿路，也会被尿液冲刷出体外，这种情况下尿液培养出白色念珠菌确实有污染所致的嫌疑。然而，在外来的"异物"双J管上，白色念珠菌可以轻松黏附，进而引起感染。而且李阿婆有4次尿培养阳性，白色念珠菌所致的尿路感染证据确凿了，一定需要进行针对性治疗。

潘教授给李阿婆用上了针对性的抗真菌药氟康唑。经过治疗，李阿婆的精神好了些，但是尿培养仍然还有白色念珠菌。

革命尚未成功，医患都需努力！因为李阿婆的身体里的感染源头没有解决。作为外来的"异物"，双J管上容易被白色念珠菌黏附，长时间感染之后，它们早已在双J管上安家落户，形成了坚韧的堡垒——生物膜，药物无法渗透，只有把这个管子拔掉，才可能彻底解决问题。但李阿婆的拔管时机未到，如果此时拔管，李阿婆的输尿管可能会出现狭窄甚至闭塞，后果不堪设想。而且，李阿婆身体里还存在着未处理的肾结石，他们的表面也会有病原体黏附，也是持续感染的源头。

这时，潘教授邀请泌尿外科专家前来会诊，内外科共同发力，讨论如何彻底解决这个难题。最终，经过联合讨论与充分的术前准备，泌尿外科医生给李阿婆同时进行了输尿管扩张、钬激光碎石取石和双J管置换术，处理了结石的同时更换了新的双J管。果然，从李阿婆体内取出来的管子上附着着成片的白色絮状物，其中检出了大量的白色念珠菌，取出来的结石也检出了大量的白色念珠菌，它们就是导致李阿婆顽固尿路感染的"养蛊密室""万恶之源"。

手术后，李阿婆的尿常规很快恢复了正常，她的精神也很快好了起来，恢复到以前爱说爱笑的样子。经过后续几个星期的口服药物治疗，医生给她取出了双J管，她的尿路感染从此再没有发作过。

结石解决了，置管取出来了，感染也清除了，李阿婆一身轻松，正计划着带老夏一起出去旅游呢——以前她都是和好姐妹们一起，这次就和老夏一起吧。

相关案例　赵女士刚刚40岁，是个尽责的银行柜员。由于工作关系，她往往在柜台后一坐就是半天，根本不敢多喝水和上厕所。3年前，她患上了膀胱炎，虽然每次吃些药就会好转，但只要停药，不过多久便会再次发作。赵女士不得不频繁进出厕所和医院，痛苦不堪。经过医生的解释和沟通，她找到了反复发病的原因：她平常喝水少，经常憋尿；而且经期爱用有香味的卫生护垫，局部总是潮湿，这就容易滋生细菌。一一对症出击，再加上抗菌药物治疗之后，她的尿路感染终于彻底治好了。

张大爷年过70，最近几个月跑厕所跑得特别频繁，每次都还特别急。当地诊所告诉他这是尿路感染，可反复用了不少抗菌药物，症状好好坏坏，总是不能完全缓解。等到住院的时候，张大爷的尿急症状已十分明显，解手前多走几步就会尿裤子，不得不要求调到最靠近卫生间的床位。经过全面的病原学检查，医生发现张大爷不是普通的尿路感染，而是泌尿系统结核，普通的抗细菌治疗当然搞不定结核菌。经过规范的抗结核治疗，张大爷很快摆脱了先前的尴尬和不便，找回了年轻时的感觉。

医生提示

尿路感染是常见且让人十分痛苦的感染性疾病。最常见的类型是急性膀胱炎，典型症状是尿频、尿急和排尿困难，女性的患病率远远高于男性。非复杂性尿路感染指的是没有尿道畸形或植入器械，以及非妊娠期女性的急性膀胱炎或肾盂肾炎，而复杂性尿路感染包括所有其他类型的尿路感染。

☆ 发生尿路感染时应该如何应对

出现尿路感染迹象，如尿频、尿急、尿痛、尿色浑浊、尿有特殊气味时，应当及时进行尿常规、尿培养等病原学检查，以查明病因。

☆　如果尿路感染迁延不愈，该如何应对

若尿路感染迁延不愈，患者需要到正规医院的感染病科、肾内科及泌尿外科就诊，进行包括病原学、影像学检查等的系统评估，以便进行诊断和鉴别诊断，明确是否存在泌尿道结构异常（如梗阻或结石等）、耐药菌感染、泌尿系统结核，甚至泌尿道肿瘤等情况。

☆　若女性反复发生急性膀胱炎，该如何预防

○　改变行为：如厕后从前向后擦拭；多饮水（一般摄入目标为 2～3 升／天）；避免憋尿；避免使用加香精的女性卫生用品；性生活前男女双方都应洗浴清洁，性生活后立即排尿。

○　采用合理避孕措施，杀精剂等避孕措施可增加尿路感染风险。

○　对于绝经后女性，可以考虑阴道局部使用雌激素预防。

○　若以上预防措施无效，反复发生膀胱炎的患者可以采用抗菌药物预防。具体方法包括：连续抗菌药物预防、性生活后抗菌药物预防以及出现症状后患者自行治疗。但须注意的是，使用抗菌药物可能导致病原体耐药等问题，建议在医师指导下使用。

☆　留置导尿会导致尿路感染吗

长期留置导尿大概率会发生导尿管相关尿路感染。对于长期卧床的患者及老人，若可自主排尿，则应避免留置导尿管，建议优先采用尿垫、尿壶等护理方式。对于真正需要留置导尿管的患者，应当定期护理并定期评估其是否可拔除，以缩短导尿管的留置时间，降低导尿管相关尿路感染的概率。

附录

学会这十招，
感染远离你

对于预防感染，日常生活中有许多需要注意的地方。美国感染控制协会（Association for Professionals in Infection Control and Epidemiology，APIC）提供了一些避免感染的实用小技巧。

1. 保持手卫生

你知道吗？微生物可以在物体表面生存几分钟到几个月！想象一下，这些致病性微生物生活在计算机键盘上、电灯开关上，甚至是电梯按钮上！而且，其实大多数人不知道有效洗手的正确方法。美国疾病控制与预防中心（Centers for Disease Control and Prevention，CDC）建议，用肥皂和水彻底清洗至少 20 秒，然后用纸巾擦干手，在没有流动水的情况下可以选择以酒精为基础的洗手液。20秒的洗手时间差不多和一首生日快乐歌的时间一样长，因此一些医院建议洗手的时候可以在心中默默唱歌。

2. 个人物品不要分享

牙刷、毛巾、剃刀、手帕和指甲刀，都可能是各种病原体的大本营和传染源。幼儿园时代老师曾教导我们要分享玩具，但也要管好我们的私人物品。特别提醒小朋友注意，以上这些个人物品尤其不能与他人共用。

3. 咳嗽或打喷嚏时要捂住嘴

良好的个人卫生不仅包括个人清洁，还包括在咳嗽或打喷嚏时捂口的古老礼仪。为什么这对健康人来说仍然重要？因为对于大多数感染来说，致病微生物在症状显现之前就已经开始生长繁殖了，咳嗽或打喷嚏会通过喷向空气中的微小飞沫传播这些病原体。科学的建议是：当咳嗽或打喷嚏时，用胳膊、袖子或臂弯来遮住嘴巴，而不要用手，以防手部沾染病原体后污染其他部位或物体表面。

4. 接种疫苗

我们的免疫系统对既往的感染具有"记忆"。当身体遇到以前感染过的微生物时，免疫系统就会使白细胞数量升高并产生抗体，从而防止再次感染。接种疫苗是一个"欺骗"身体的过程——我们感染某种病原体了！自此，身体就会记住这些病原体，从而增强对后续感染的防御能力。当然，接种疫苗的具体事宜，尤其是流感疫苗的年度接种，还请咨询医生。

5. 使用安全的烹饪方法

食源性疾病通常源于不良的食物准备方法和就餐习惯。微生物几乎可以在所有食物上生长，保存于室温下的食物更是如此。冷藏会使大多数微生物的生长减缓或停止，建议在食物做好后2小时内迅速将其冷藏。保持台面清洁，处理生肉和蔬菜需要使用单独的砧板和刀具，水果和蔬菜彻底清洗后方可食用。

6. 旅行时多加注意

旅行，尤其是在不发达国家旅行的时候，很容易发生各种感染。如果您旅行目的地的水质可能不太干净，请务必保证用水安全。比如，饮用和刷牙使用瓶装水，吃煮熟的食物，避免生吃蔬菜和水果等。最后，旅行目的地若对免疫接种有建议或要求，请务必参考最新版本进行旅行前的准备。

7. 安全的性行为

性传播疾病可能是最容易预防的传染病了。注意安全的性行为（如使用避孕套）可以有效防止传染性病原体的传播。

8. 不要摸鼻子 / 嘴巴 / 眼睛

这不仅是一种社交禁忌，而且还可能导致多种感染播散。环顾四周，您会发现有很多人把手放在脸旁，而许多微生物喜欢鼻子内部以及其他黏膜表面（如眼睛和嘴巴）温暖潮湿的环境。避免接触这些区域，可以很容易地预防很多感染。

9. 当心动物

可以从动物传播到人的感染被称为"动物源性传染病"，其数量和感染频率其实远超大多数人的认识。如果您有宠物，务必给它们做定期检查，并确保使用最新的疫苗。经常清洁您的垃圾箱（但如果您怀孕了，请远离垃圾箱！），让小朋友远离动物粪便。此外，很多野生动物可能携带狂犬病病毒或禽流感病毒，或者携带能传播鼠疫和莱姆病的跳蚤和蜱虫。因此，可以考虑把房屋装修成啮齿动物和其他哺乳动物不喜欢的风格，以防它们过来于此藏身甚至作窝。装厨房垃圾的垃圾桶需要使用防鼠垃圾桶，如果上面有洞，请务必密封，以防招来虫子或其他动物。特别要教育小朋友在遇到野生动物时要更加谨慎。最后，一定要勤洗手！小朋友参观动物园后更要洗手！

10. 关注新闻

旅行或进行其他娱乐活动前，充分了解新闻可以助你一臂之力。比如，看到某地暴发禽流感的新闻，去那里旅行就需要三思而后行；看到最新报道说西尼罗病毒通过蚊子传播，野营前就要想着带驱蚊剂；番茄上可以携带沙门菌？哈密瓜上有李斯特菌？那就不要吃未洗净的西红柿或哈密瓜，诸如此类。

皮肤是抵御有害微生物的天然屏障，但聪明的病原体们总会找到进入人体内并引起感染的替代途径。以上这些简单的注意事项，可以有效减少它们进入人体内的机会，轻松预防传染病。

参考文献

1. DENNIS L K, ANTHONY S F.哈里森感染病学［M］.胡必杰等译.上海：上海科学技术出版社，2019.

2. 王辰，王建安.内科学：第3版［M］.北京：人民卫生出版社，2015.

3. 赵玉沛，陈孝平.外科学：第3版［M］.北京：人民卫生出版社，2015.

4. 李明远，徐志凯.医学微生物学：第3版［M］.北京：人民卫生出版社，2015.

5. 吴忠道，诸欣平.人体寄生虫学：第3版［M］.北京：人民卫生出版社，2015.

6. 李兰娟，王宇明.感染病学：第3版［M］.北京：人民卫生出版社，2015.

7. Top 10 ways to prevent infection.https://apic.org/monthly_alerts/top-10-ways-to-prevent-infection-in-the-new-year/

8. Centers for Disease Control and Prevention.Tick Removal.Available at: https://www.cdc.gov/ticks/removing_a_tick.html.

9. Centers for Disease Control and Prevention. DPDx: Hookworm. http://www.cdc.gov/dpdx/hookworm/index.html.

后　记

　　《医界探案——感染病科的故事》就要问世了。此时此刻，我不由得想起写作的那一个个夜深人静的夜晚，文中人物曾经历过的那些迷茫、痛苦、求证和释然。我一边敲字，一边为他们感到忍俊不禁和扼腕叹息。

　　列夫·托尔斯泰在《安娜·卡列尼娜》中曾经说过这样一句话：幸福的家庭都是相似的，不幸的家庭各有各的不幸。作为感染病科医生，每天都面对各种疑难复杂的感染病例，见多了不免感叹其实这句话在患者们身上也适用：健康的人都是相似的，生病的人各有各的痛苦。患者们的经历形形色色，症状五花八门，但感染性疾病作为可以预防的疾病，其实很多痛楚可以避免，很多苦难可以不必经历。

　　由此产生了把这些病例记录下来的想法。书中的病例都是我们接诊过的真实病例，他们在诊疗过程中的波折和作为医生的思考也都曾真实存在过，只是他们的背景和非医疗的经历有过些许艺术加工。

写本书的目的，一是希望大家能从文中的患者身上吸取经验，在日常生活中避开容易导致感染的雷区，防患于未然；二是对我们感染病科的工作内容和诊治的疾病有一个感性的认识，万一有相关的疾病不期而至，能够想到可以向感染病科医生求助，直径可通幽。

感染性疾病古老而历久弥新，它们与人类甚至整个自然界长久共存，并将继续长久共存下去。知彼知己方可百战不殆。保持自身良好状态，并及时识别危险因素，是预防感染病的不二法门。愿这些疾病只停留在书本上，愿当你有求于我们时，我们能尽早携手共同应对。驾一叶轻舟，过万重关山，虽途经艰险，亦可九死一生。蓦然回首，那大疾小厄已淹没于灯火阑珊。

黄英男

2022 年 6 月 28 日夜

55检